DR. MARCELA ULLMANN

Naturapotheke

Heilen mit sanfter Medizin

Dr. Marcela Ullmann
Schreibt als Medizinjournalistin für Fach- und Publikumszeitschriften, seit 1981 mit dem Schwerpunkt Naturheilkunde. Sie arbeitet als Chefredakteurin der Zeitschrift »naturamed«, ist Schriftleiterin der Fachzeitschrift »Forschende Komplementärmedizin« und Autorin eines Standardwerkes über Heilpflanzen. Seit 1994 redaktionelle Leitung des etablierten Fach- und Nachschlagewerkes »Selbstmedikationsliste«.

TEIL 1

Naturheilmittel anwenden

TEIL 2

Beschwerden von A–Z

TEIL 3

Naturheilmittel von A–Z

TEIL 4

Zum Nachschlagen

Ein Wort zuvor

Gesundheit ist kein Zustand, sondern ein Prozeß. Sie muß jeden Tag aufs Neue geschaffen werden. Ein wenig ähnelt sie einer Segelbootfahrt. Bei ruhiger See braucht der Segler nicht viel zu machen, um auf Kurs zu bleiben. Der Körper verfügt über Fähigkeiten, mit Belastungen wie Krankheitserregern, Streß oder falscher Ernährung fertig zu werden. Er braucht aber auch immer wieder Unterstützung, um nicht vom Kurs abzuweichen oder gar unterzugehen. An Ausstattung und Alter Ihres »Segelbootes« können Sie zwar kaum etwas ändern, auch gegen große Unwetter wie schwere Krankheiten oder Unfälle sind Sie alleine machtlos. Doch kleine Kursabweichungen, auch solche, die große Folgen haben können, sind leicht zu korrigieren. Deshalb sollte jeder schon bei leichteren Erkrankungen und Befindlichkeitsstörungen dagegensteuern und nicht darauf warten, bis sie sich zu ernsten Erkrankungen entwickeln.

Wer nicht bei jeder kleinen Beschwerde zum Arzt gehen, sich aber trotzdem erfolgreich und sicher mit Naturheilmitteln behandeln will, der erhält die nötigen Informationen in diesem Kompaß. Hier finden Sie Naturheilmittel für über 80 Beschwerden und erfahren, warum sie helfen. So können Sie selbst entscheiden, welches Mittel aus der Palette der Möglichkeiten Sie jeweils brauchen, und sich gezielt für ein Produkt entscheiden.

Nutzen Sie die konkrete Information, um sich selbst erfolgreich zu behandeln. Wer auf die Signale seines Körpers hört, dem hilft der Kompaß Naturapotheke, Gesundheitsprobleme zu meistern oder sie erst gar nicht entstehen zu lassen.

Dr. Marcela Ullmann

Welche Beschwerden kann man selbst behandeln?

Für die Selbstmedikation eignen sich alle Alltagsbeschwerden, mit denen man bereits Erfahrungen gemacht hat und deren Ursache klar ist. Es sind vom medizinischen Standpunkt aus leichte Erkrankungen, die aber das Befinden stark beeinträchtigen können. Am häufigsten werden in Deutschland Erkältungen ohne die Hilfe eines Arztes kuriert. Sie sind ein gutes Beispiel dafür, was Selbstbehandlung bringen kann und wo ihre Grenzen liegen. Wegen Halsschmerzen, Schnupfen oder Husten braucht man normalerweise nicht zum Arzt zu gehen. Da genügt es vollkommen, sich ins Bett zu legen und zur Linderung der Beschwerden eines der rezeptfreien Mittel aus der Apotheke zu nehmen.

Auch mit einen Durchfall oder einer akuten Schlafstörung wird man nicht sofort zum Arzt laufen. Trotzdem können diese Beschwerden aber auch auf ernste Erkrankungen hinweisen. Ein Husten kann ein Symptom einer Lungenentzündung sein, hinter einem Durchfall kann sich ein Karzinom verbergen und Schlafstörungen treten unter anderem auch bei einer schweren Depression oder bei Herzinsuffizienz auf. Das Problem ist also weniger die Selbstbehandlung als die Selbstdiagnose. Wer da einen Fehler macht, der kann sich schwer schaden.

> **Schnellstens einen Arzt aufsuchen und keine (!) Selbstbehandlung**
> - bei Beschwerden, deren Ursache nicht bekannt ist,
> - bei Erkrankungen, mit denen man bisher keine Erfahrung gemacht hat,
> - wenn man wegen einer anderen Erkrankung in ärztlicher Behandlung ist,
> - wenn sich der Allgemeinzustand verschlechtert,
> - wenn Fieber dazukommt,
> - wenn Anzeichen einer allergischen Reaktion auftreten,
> - wenn sich die Beschwerden innerhalb von drei Tagen trotz Selbstbehandlung nicht bessern.

Allergien gegen Naturheilmittel

Allergien sind stark verbreitet. Zahlreiche wissenschaftliche Untersuchungen zeigen beispielsweise, daß in Deutschland inzwischen jedes vierte Kind unter mehr oder weniger starken allergischen Beschwerden leidet. Auch Erwachsene reagieren immer häufiger auf die unterschiedlichsten Stoffe allergisch.

Die Symptome können sich an der Haut, an Atemwegen, an Schleimhäuten oder im Verdauungstrakt zeigen. Häufig sind Pflanzen bzw. deren Teile, wie beispielsweise Pollen, die Ursache einer Überempfindlichkeit. Allergisch kann aber grundsätzlich jeder Mensch auf jeden Stoff reagieren. Also auch auf jedes Medikament. Allergische Reaktionen darf man nicht unterschätzen. Das gilt besonders, wenn Sie sich selbst behandeln, denn eine Allergie ist niemals harmlos. Auch wenn sich beispielsweise zuerst nur ein Ausschlag zeigt, kann eine spätere Atemnot nicht ausgeschlossen werden. Bei Anzeichen einer Allergie oder auch beim Verdacht, sollten Sie jede Selbstbehandlung mit Arzneimitteln absetzen und den Arzt aufsuchen.

Warum Naturheilmittel aus der Apotheke?

Dieser Kompaß beschäftigt sich ausschließlich mit rezeptfreien Naturheilmitteln. Alle Empfehlungen, die Sie darin finden, beziehen sich deshalb auf Präparate der Naturheilkunde, die in den Apotheken zu haben sind. Gegen die meisten der beschriebenen Beschwerden gibt es auch chemische Medikamente, die man zum Teil ebenfalls ohne Rezept in der Apotheke kaufen kann. Häufig wirken sie sogar schneller oder stärker als Naturheilmittel. Trotzdem gibt es gute Gründe, Naturheilmitteln bei der Selbstbehandlung den Vorzug zu geben.

Was sind die Vorteile von Naturheilmitteln gegenüber chemisch-synthetischen Medikamenten?

- Sie aktivieren die Selbstheilungskräfte des Organismus, stärken also die Gesundheit auch langfristig.
- Sie haben keine oder aber nur sehr geringe Nebenwirkungen.
- Wechselwirkungen mit anderen Arzneimitteln sind in der Regel nicht zu befürchten; besonders wichtig für Menschen, die wegen einer chronischen Erkrankung laufend Medikamente nehmen müssen.

Steigende Nachfrage nach Naturheilmitteln

Die Naturheilkunde und damit auch Naturheilmittel erfreuen sich in Deutschland einer sehr großen – und immer noch wachsenden – Beliebtheit. Die Abbildung auf Seite 8 zeigt, wie stark beispielsweise der Erfolg dieser Medikamente bei einigen Beschwerden in dem Zeitraum zwischen 1970 und 1997 gestiegen ist.

Naturheilmittel halfen bei:

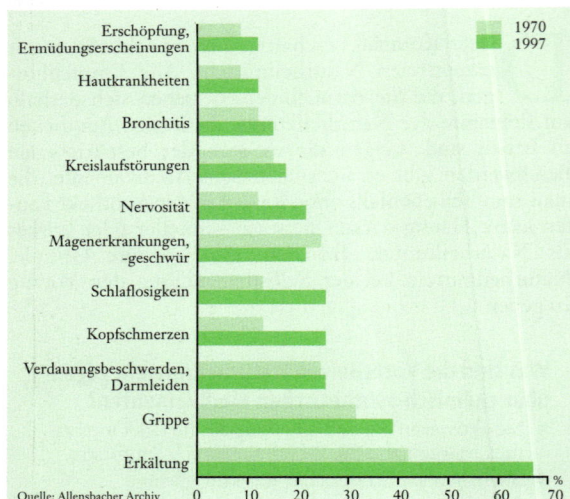

Quelle: Allensbacher Archiv

Naturheilkunde ist aber keine Wundermedizin. Sie hat genauso Grenzen, wie jede Behandlung. Man sollte sie deshalb nicht unkritisch anwenden. Unter der Bezeichnung Naturheilmittel werden außerdem Produkte sehr unterschiedlicher Qualität gehandelt. Bei der Auswahl eines geeigneten Mittels sollten Sie deshalb auf die Qualität besonders achten.

Welche Anforderungen muß ein gutes Naturheilmittel erfüllen?

Jeder kann in die Natur gehen und sich viele der gebräuchlichen Heilpflanzen selbst zusammensuchen. Man kann außerdem Heilkräuter im seinem Garten züchten und so zum eigenen Arzneimittelhersteller werden. Moderne Fertigarzneimittel aber, auch wenn es reine Naturheilmittel sind, haben gegenüber solchen Hausmitteln einige Vorteile.

- Fertigarzneimittel haben eine gleichbleibende medizinische Qualität: Heilkräuter, die an verschiedenen Stellen wachsen, können sehr unterschiedliche Wirkstoffmengen beinhalten. Auch je nach Sorte, Jahreszeit und Erntezeitpunkt kann die Qualität einer Heilpflanze stark schwanken. Die pharmakologische Qualität läßt sich aber ohne Laborprüfung nicht feststellen.
- Die Schadstoffbelastung von Fertigarzneimitteln ist gering: Alle Rohstoffe, die aus der Natur kommen, können Schadstoffe enthalten. Eine Kamille, gepflückt am Rande einer vielbefahrenen Straße, wird möglicherweise mehr Blei aufweisen als den Wirkstoff Chamazulen. Bei Fertigarzneimitteln sind durch die Vorgaben des Gesetzgebers die Grenzwerte für Schadstoffe festgelegt, um die Gesundheit nicht zu gefährden.
- Fertigarzneimittel sind richtig kombiniert: Naturheilmittel sind häufig Kombinationspräparate. Um zu wissen, welche Pflanzen in welchen Mengen jeweils miteinander gemischt werden müssen, damit eine bestimmte Wirkung erreicht wird, bedarf es eines umfangreichen Fachwissens und langer Erfahrung.
- Fertigarzneimittel sind auf Wirksamkeit und Unbedenklichkeit geprüft: Fertigarzneimittel, die in den Apotheken angeboten werden, sind gemäß den Auflagen des Arzneimittelgesetzes auf ihre Wirksamkeit und Unbedenklichkeit geprüft worden. Sie werden außerdem auf etwaige unerwünschte Nebenwirkungen laufend überwacht.
- Mit Fertigarzneimitteln gibt es keine Aufbewahrungsprobleme wie mit frisch gepflückten oder getrockneten Heilpflanzen. Fertigarzneimittel haben auch eine viel längere Haltbarkeit.

Daran erkennen Sie gute Naturheilmittel

- Sie sind standardisiert. Das bedeutet, daß der Hersteller eine gleichbleibende Zusammensetzung garantiert, die auch auf der Packung oder Packungsbeilage angegeben ist.
- Die Dosierung entspricht den Ergebnissen wissenschaftlicher Untersuchungen. Bei Naturheilmitteln droht selten Überdosierung, einige Präparate sind aber unterdosiert. Bei der Auswahl eines Präparates sollte Sie daher nicht nur den Preis, sondern auch die Dosierung prüfen.
- In Fertigarzneimitteln sind nur solche Naturstoffe miteinander kombiniert, die sich in ihrer Wirkung verstärken und ergänzen. Mit Hilfe des Kompasses können Sie erkennen, welche der fast 60 meistverwendeten Naturheilmittel sich bei den unterschiedlichen Beschwerden sinnvoll ergänzen.

Das richtige Naturheilmittel finden

Um schnell und sicher das richtige Naturheilmittel zu finden, lesen Sie diese kurze Einleitung durch. Dann wird es Ihnen möglich sein, selbst zu entscheiden, welche Naturheilmittel Ihnen optimal helfen werden, und ob Sie beispielsweise gegen Ihre Erkältung besser einen Salbeitee trinken oder ein Efeupräparat verwenden sollten.

Was finden Sie in diesem Kompaß?

Dieser Kompaß ist in zwei große Kapitel unterteilt. Im Beschwerdenteil finden Sie etwa 80 Beschwerden, die im Alltag am häufigsten vorkommen. Im Naturheilmittelteil können Sie fast 60 der alphabetisch geordnete Naturheilmittel nachschlagen, die besonders oft zu Medikamenten verarbeitet werden.

Dieser Kompaß ist so aufgebaut, daß Sie zu jeder Frage, die sich auf die Behandlung von Alltagsbeschwerden mit Naturheilmitteln bezieht, eine klare und praxisorientierte Antwort bekommen. Sie finden hier also vor allem diejenigen gesundheitlichen Probleme erklärt, die im Alltag erfahrungsgemäß häufig auftreten. Und es werden ausschließlich Naturstoffe besprochen, aus denen derzeit rezeptfreie Medikamente tatsächlich hergestellt und in den Apotheken verkauft werden.

Der Beschwerde-Teil

Über 80 Alltagsbeschwerden sind alphabetisch aufgeführt, wobei oft von einer Beschwerde auf eine andere verwiesen wird. Finden Sie zu Ihrer Beschwerde keine Eintragung, dann versuchen Sie es unter einer anderen Bezeichnung oder unter dem Stichwort einer ähnlichen Erkrankung.

Der Kompaß ordnet die einzelnen Beschwerden alphabetisch und beschreibt sie nach einem immer gleichen Schema: Auf die Frage »was geschieht« wird kurz erklärt, wie die Krankheit oder Beschwerde zu erkennen ist, wie sie in der Regel verläuft oder auch, in welchem größeren Zusammenhang die Erkrankung steht.

Im Abschnitt »Was hilft« finden Sie auf einen Blick alle wichtigen Naturheilmittel, die bei der jeweiligen Beschwerde helfen. Bei jedem Mittel wird die Wirkung beschrieben. Gleichzeitig erfahren Sie hier, in welcher Form diese Naturheilmittel in den Apotheken angeboten werden und ob sie als Kombinations- oder eher als Monopräparat (also ohne andere Heilmittel) verwendet werden. Sehr wichtig sind die Informationen unter »Zu beachten«, weil Sie hier auf mögliche Nebenwirkungen und Gefahren hingewiesen werden oder praktische Tips zur Anwendung erhalten. Auch wird hier immer wieder auf die Grenzen der Selbstbehandlung aufmerksam gemacht, die nicht überschritten werden dürfen.

Sollte es spezielle Hinweise für Kinder oder Querverweise auf andere Beschwerden und Krankheiten geben, so finden Sie auch diese am Schluß des jeweiligen Abschnittes unter »bei Kindern« und »siehe auch«.

Naturheilmittel-Produkte selbst auswählen

Was Sie hier nicht finden, sind die Produktnamen der einzelnen Präparate. Sie würden Ihnen nämlich kaum zusätzliche Information bringen, denn auf dem Markt werden laufend neue Produkte angeboten und andere zurückgezogen. Außerdem ändert sich immer wieder die Zusammensetzung, die Dosierung und der Preis der in Apotheken vertriebenen Medikamente.

Sie können trotzdem mit Hilfe dieses Kompasses das für Ihr Problem geeignete Naturheilmittel herausfinden. Am besten schlagen Sie dazu zuerst im Kapitel »Beschwerden von A bis Z« nach und lesen dort, welche Prozesse sich hinter Ihrer Beschwerde verbergen und welche Naturheilmittel hierbei helfen könnten. Zu jedem Problem werden hier meist mehrere Lösungen vorgeschlagen.

Sie selbst müssen dann die Wahl treffen, welches der Naturheilmittel für Sie gerade am besten geeignet ist, denn das hängt von individuellen Begleitumständen ab. Die Entscheidung erleichtern Ihnen aber zusätzlich noch die Informationen, die Sie im Kapitel »Naturheilmittel von A bis Z« nachlesen. Zu jedem Naturstoff finden Sie hier ausführlichere Angaben, die vor allem seine Anwendungsmöglichkeiten beschreiben.

Der Naturheilmittel-Teil

Hier finden Sie die Wirkstoffnamen und erfahren, welches Spektrum von Wirkungen das jeweilige Heilmittel besitzt. Auch ob es alleine oder in Kombination mit anderen Heilmitteln in der Apotheke angeboten wird, können Sie hier nachlesen. Wichtige Zusatzinformationen zum Heilmittel, beispielsweise die empfohlene Dosis, mögliche Nebenwirkungen oder Hinweise zur Aufbewahrung finden Sie unter der Rubrik »Was gibt es zu beachten?« zu jedem der fast 60 Heilmittel. Der Pfeil (➜) weist Sie auf die im ersten Teil des Kompasses aufgeführten Beschwerden hin, bei denen das jeweilige Heilmittel angewendet wird.

Selbstbehandlung mit Hilfe der Apotheke

Dieser Kompaß gibt Ihnen eine schnelle Orientierung über vorhandene Naturheilmittel, die Ihnen helfen. Sind Sie beispielsweise erkältet und leiden dabei unter Keuchhusten, werden Sie auf keinen Fall auf Efeu verzichten, haben Sie aber während der Erkältung Halsschmerzen, dann achten Sie besonders auf Salbei. Mit diesem Wissen können Sie dann bei Ihrem Apotheker gezielt nach einem Mittel aus bestimmten Heilpflanzen in der gewünschten Dosierung und Arzneiform (ob Tee oder Tablette) fragen. Er wird Ihnen die jeweiligen Präparate, die diese Eigenschaften haben, und deren Preise nennen.

Wichtige Hinweise!

- Kein Buch ersetzt den Arztbesuch. Beachten Sie immer, daß es in Ihrer Verantwortung steht, sich bei Ihrem Arzt beraten und behandeln zu lassen.
- Kaufen Sie Naturheilmittel in einer Apotheke, in der Sie beraten werden und die das richtige Präparat speziell nach Ihren Bedürfnissen heraussucht.
- Von Hippokrates stammt der Satz: Ob etwas Gift oder Arznei ist, darüber entscheidet alleine die Dosis. Beachten Sie also auch bei Naturheilmitteln die auf der Packung angegebenen Dosierungshinweise. Bei Fragen hilft Ihnen Ihr Apotheker.
- Naturheilmittel, die es in Form von Tropfen oder Tinkturen gibt, enthalten meist hochprozentigen Alkohol. Das muß man besonders als Autofahrer und bei Alkoholpatienten und Kindern beachten.

A

Abwehrschwäche

Was geschieht?
Wiederholte Erkältungen oder andere Infektionen, die häufiger als sonst oder bereits nach geringen Belastungen (z. B. Schwitzen) auftreten. Beruht auf Störungen im Immunsystem.

Was hilft?

Sonnenhut, roter	stärkt die körpereigene Abwehr
Eleutherokokkus	verbessert den Allgemeinzustand
Mistel	Abwehrsteigerung, bessert das Befinden
Gelée royale	allgemeine Kräftigung
Darmflora-Präparate	Umstellung des Immunsystems (Darmsanierung)

Die größten Erfahrungen gibt es mit dem roten Sonnenhut (Echinacea). Die meisten Echinacea-Präparate sind Mischungen aus zum Teil unterschiedlichen Heilpflanzen, für die Wirkung ist aber die Höhe der Echinacea-Konzentration entscheidend.

Zu beachten!
- Vorbeugend sollte die Behandlung bereits im gesunden Zustand beginnen.
- Vor der Selbstbehandlung vom Arzt abklären lassen, ob sich hinter der Abwehrschwäche nicht eine schwerwiegende Erkrankung verbirgt.
- Für Personen, die an Krebs leiden oder eine Therapie bekommen, welche das Immunsystem beeinflußt, ist eine Selbstbehandlung mit diesen Mitteln nicht geeignet.

bei Kindern
Bis zur Pubertät sind Schnupfen und Husten ohne Fieber etwa sechsmal pro Herbst-Winter-Saison normal.

siehe auch
→ Erkältung

Akne

→ Hautunreinheiten

Allergie

Was geschieht?
Eine übertriebene Abwehrreaktion des Organismus, der Körper behandelt sonst harmlose Stoffe (z. B. Blütenpollen) wie gefährliche Krankheitserreger.
Beschwerden: Schnupfen, Augenentzündungen, Atemnot, Durchfall, Ausschlag, Schwellungen

Was hilft?
Darmflora-Präparate   Umstellung der Abwehr
                          (Darmsanierung)

Beim leichten Heuschnupfen homöopathische Kombinationspräparate unter anderem mit Bienengift und Blütenpollen
In beschwerdefreier Zeit Stärkung des Immunsystems
→ Abwehrschwäche

Zu beachten!
- Auch eine harmlose Allergie kann gefährlich werden.
- Allergisch kann man auf jeden Stoff reagieren.
- Seelische Belastung verschlechtert das Leiden.

bei Kindern
Kindliche Allergie verschwindet oft während der Pubertät von alleine.

siehe auch
→ Abwehrschwäche

Angst

→ depressive Verstimmung

A

Appetitlosigkeit

Was geschieht?
Kein Hungergefühl oder Widerwille gegenüber Essen.
Der häufigste Grund ist eine verlangsamte Verdauung
oder zu wenig Magensäure. Auch seelische Ursachen
(depressive Verstimmung) können den Appetit beeinträchtigen.

Was hilft?
Enzian, Tausend-
güldenkraut*, Bitterklee,
Chinabaum*, Engelwurz*,
Benediktenkraut, Ingwer,
Löwenzahn, Wermut

enthaltene Bitterstoffe
regen Appetit an

Die meisten sind Kombinationspräparate.

Zu beachten!
- Je bitterer eine Pflanze ist, desto besser ist ihre
  appetitfördernde Wirkung.
- Bitterstoffe können langfristig genommen werden,
  sie reizen den Magen nicht.

bei Kindern
Bei Kindern ist Appetitlosigkeit häufig ein Ausdruck
eines unbewußten Protestes gegen die Mutter. Wenn
sie nicht gefährliche Ausmaße annimmt (Magersucht),
sollte man das Essen nicht zum Streitthema machen.

Arteriosklerose

Was geschieht?
Auch Arterienverkalkung genannt. Gefäße werden
infolge von Wandablagerungen undurchlässig, die
Durchblutung vor allem des Herzens wird gestört. An
der Gefäßwand lagern sich aber keine Kalkpartikel ein,
sondern Fettpartikel aus dem Blut.

---

* Dieses Heilmittel wird nur selten genutzt und ist daher nicht im
hinteren Heilmittelteil dieses Kompasses aufgeführt.

Was hilft?

Knoblauch	cholesterinsenkend, mild blutdrucksenkend, verbessert die Fließfähigkeit des Blutes
Fischöl	cholesterinsenkend
Sojaöl	cholesterinsenkend

Zu beachten!
- Jeder hat im Alter Ablagerungen an den Gefäßen.
- Die Krankheit kann ohne Beschwerden verlaufen.
- Arteriosklerose kann man mit Medikamenten nicht heilen, man kann ihr nur vorbeugen.
- Personen, die bereits Ablagerungen haben, müssen lebenslänglich etwas tun (vor allem fettbewußte Ernährung und Bewegung!).

siehe auch
→ Durchblutungsstörungen und → Herzprobleme

Bauchschmerzen

Was geschieht?
Bauchschmerzen entstehen durch Verkrampfungen oder durch Blähungen im Bereich von Magen und Darm. Sie können auch Folge von → Verdauungsprobleme oder → Pilzinfektionen sein.

Was hilft?

Kümmel	stärkstes Mittel gegen Blähungen
Anis, Fenchel, Pfefferminze	krampflösend

Die meisten Mittel sind Kombinationspräparate.

Zu beachten!
Den Arzt aufsuchen,
- wenn die Bauchschmerzen regelmäßig auftreten,
- wenn sie ohne einen erkennbaren Zusammenhang mit Essen und Trinken stehen,
- wenn der Bauch hart ist, und sich zunehmend starke Schmerzen entwickeln.

B

bei Kindern

Je jünger Kinder sind, desto häufiger klagen sie über Bauchschmerzen. Der Bauch kann ihnen manchmal auch dann wehtun, wenn sie in Wirklichkeit an einer anderen Stelle im Körper Probleme haben.

Bevor man die Bauchschmerzen behandelt, sollte man sich deshalb immer überzeugen, ob tatsächlich Blähungen vorhanden sind (Bauch spannt). Wenn nicht, den Arzt aufsuchen.

siehe auch
→ Reizdarm

Beinödeme
→ Herzprobleme oder → Venenleiden

Bettnässen
→ Harnwegsinfektion und → Blasenschwäche

Blähungen
→ Bauchschmerzen und → Reizdarm

Blasenschwäche, Reizblase

Von Blasenschwäche oder Reizblase spricht man, wenn ein verstärkter Harndrang verspürt wird, ohne daß eine → Harnwegsinfektion vorliegt. Dies führt oft zu unwillkürlichem Wasserlassen und bei Kindern zum Bettnässen.

Harnverhaltung: bei → Prostatabeschwerden

Was hilft?

Kürbis	kräftigt Blasenmuskulatur, erleichtert die Harnausscheidung beim Mann
Sägepalme	strafft die Blase und die Prostata, entzündungshemmend

Zu beachten!

● Reizblase hat auch mit »Überreizung« (Streß) zu tun.

bei Kindern

Kindliches Bettnässen ist immer auch »ein Weinen über
die Blase«. Bei der Behandlung muß man deshalb auch
die psychische Situation des Kindes miteinbeziehen.

siehe auch

→ Nierenbeschwerden

Blutdruckstörungen

→ Kreislaufstörungen

Blutergüsse

→ Verletzungen

Blutfette, erhöhte

→ Arteriosklerose und → Herzprobleme

Depressive Verstimmung

Was geschieht?

Im Unterschied zu einer »gesunden« Trauer wirkt
Depression immer lähmend. Sie kann sich psychisch –
als Niedergeschlagenheit, Antriebsarmut, Vergeßlichkeit, Grübeln – und körperlich – als Schlaflosigkeit,
schnelle Ermüdbarkeit, Leistungsabbau – bemerkbar
machen.

Auch Angstzustände sind eine Form der Depression.

Was hilft?

Johanniskraut	antidepressiv
Kava-Kava	angstlösend, entspannend

Bei der Therapie mit Johanniskraut ist die Dosis wichtig. Wirksamkeitsbelege gibt es nur für Präparate mit
einer Tagesdosis ab 300 mg Johanniskrautextrakt.

D

Zu beachten!

- In bestimmten Lebensphasen (z. B. Klimakterium) kommen depressive Verstimmungen besonders häufig vor.
- Wer im Laufe seines Lebens bereits mehr als eine depressive Phase durchgemacht hat, trägt ein erhöhtes Risiko, wieder an einer Depression zu erkranken. Für solche Menschen eignet sich Johanniskraut auch zur Prävention.

Durchblutungsstörungen

Was geschieht?

Ist der Kreislauf zu schwach oder/und sind die Arterien verstopft (→ Arteriosklerose) und ist das Blut zähflüssig, kommt es im Bereich der kleinen Gefäße zu Störungen des Blutflusses. Als Folge davon werden Arme, Beine oder der Kopfbereich mit Blut – und damit auch mit Sauerstoff, Nährstoffen und Wärme – ungenügend versorgt. Symptome: kalte Extremitäten, Schmerzen in den Beinen beim Laufen, Ohrensausen, Schwindel, Konzentrationsstörungen

Was hilft?

Ginkgobaum	steigert die Durchblutung des Gehirns, der Arme und Beine
Knoblauch	cholesterinsenkend, verbessert die Fließfähigkeit des Blutes

Zu beachten!

- Nur langfristige Therapie ist sinnvoll.
- Symptome wie Ohrensausen, plötzliche Durchblutungsstörungen der Arme oder Konzentrationsstörungen können auch andere Ursachen haben. Sofort vom Arzt abklären lassen.
- Wärme steigert die Durchblutung. Im Winter also stets für Wärme an den Extremitäten sorgen.

siehe auch
→ Kreislaufstörungen

Durchfall

Was geschieht?

Durchfälle sind am häufigsten Folge einer Infektion (besonders auf Reisen). Auch Allergien oder seelische Belastungen können zum Durchfall führen. Außerdem kommt Durchfall bei Erkrankungen wie → Reizdarm oder bei regelmäßig hohem Alkoholkonsum vor.

Symptome: mehr als dreimal täglich eine wäßrige Stuhlentleerung

Was hilft?

Hefen   Darmsanierung
Darmflora-Präparate

Zu beachten!

● Bei Erwachsenen ist Durchfall meistens harmlos.
● Ausreichend Flüssigkeit, angereichert mit Mineral-stoffen, trinken, um die akuten Verluste wieder auszugleichen.

Zum Arzt gehen:

● sobald Fieber oder blutiger Stuhl auftreten
● wenn ein Durchfall ohne Besserung länger als 5 Tage dauert (Hinweis z. B. auf Schilddrüsenüberfunktion)

bei Kindern

Durchfall wird wegen des Flüssigkeitverlustes schnell gefährlich. Unbedingt auf Flüssigkeitszufuhr achten!

siehe auch

→ Bauchschmerzen

Ekzeme

Was geschieht?

Ekzeme sind juckende Entzündungen der Haut, die nicht ansteckend sind. Sie können unterschiedliche Ursachen haben, am häufigsten aber liegt die Ursache im Kontakt mit Materialien, gegen die eine Unverträg-lichkeit besteht.

Symptome: Rötung, Bläschen, Krusten, Schuppung, Verhornung, Hautrisse

E

Was hilft?

| Kamille | entzündungshemmend, verbessert den Stoffwechsel der Haut |
| Bittersüß | entzündungshemmend, desinfiziert |

Heilmittel als Kompressen, Badezusätze oder Salben.
Da die innere Anwendung von Bittersüß umstritten ist,
nur für die äußerliche Anwendung empfohlen.

Zu beachten!

● Beim nässenden Ekzem gilt die Regel: feucht auf
feucht! Also erst Kompressen oder Bäder machen, und
nach Austrocknung des Ekzems Salben verwenden.

● Für gute Ausscheidung sorgen (→ Verstopfung),
Hautunreinheiten zeigen meist auch Störungen im
Stoffwechsel an.

● Bei juckenden Ausschlägen vom Arzt prüfen lassen,
ob nicht eine → Pilzinfektion vorliegt.

bei Kindern

Wenn Ihr Kind einen Ausschlag bekommt, auf weitere
Beschwerden achten, denn Kinderkrankheiten werden
oft von Ausschlag begleitet. Auch → Allergien zeigen
sich beim Kind vor allem an der Haut.

Erbrechen

→ Übelkeit

Erkältung

Was geschieht?

Streng genommen sind Erkältungen, ähnlich wie Ma-
sern, Infektionen. Mit Kälte haben sie also nur indirekt
zu tun. Nur wenn man den Körper einer starken oder
ungewohnten Kälte aussetzt, vermindert sich die Durchblutung von Haut und Schleimhäuten. Sie können dann
Krankheitserreger schlechter abhalten.
Je nach Erreger ein oder mehrere Krankheitsanzeichen
wie Schnupfen, Husten, Fieber, Hals- und Kopfschmerzen.

Was hilft?

Vor allem Medikamente aus folgenden Pflanzen

Anis	krampflösend
Efeu	krampflösend, auswurffördernd
Enzyme	gegen Schwellungen der Schleimhäute
Eukalyptus	auswurffördernd, desinfizierend
Fenchel	krampflösend
Kamille	entzündungshemmend, unterstützt die Regeneration der Schleimhaut
Kampfer	entspannt die Atemwege
Kiefer	zum äußerlichen Gebrauch; schmerzlindernd
Linde	schweißtreibend
Pfefferminze	besonders vielseitig: desinfizierend, schmerzlindernd
Salbei	gegen Halsentzündungen
Sonnenhut, roter	steigert die körpereigene Abwehr
Thymian	schleimlösend

Es gibt Präparate,
- die gezielt gegen eine der Beschwerden helfen:

Husten	stark: Efeu, Thymian; schwächer: Anis, Fenchel
Halsschmerzen	Salbei
Kopfschmerzen	Pfefferminze

- oder solche, die mehrere dieser Beschwerden lindern.

Auch die nur gegen eine Beschwerde bestimmten Mittel sind meist Kombinationspräparate.
Gerade in der individuellen Zusammensetzung unterscheiden sich die einzelnen Markenpräparate voneinander.
Gegen Erkältung eignen sich sowohl Medikamente zum Einnehmen als auch Arzneimittel zum äußeren Gebrauch wie ätherisches Öl zum Einreiben oder Kamille zum Inhalieren und medizinische Badezusätze.

E

Zu beachten!
Den Arzt aufsuchen,
- wenn hohes Fieber auftritt,
- wenn Blut im Auswurf erscheint,
- wenn die Erkrankung trotz Selbstbehandlung länger als eine Woche dauert,
- wenn sich der Zustand verschlechtert,
- wenn starke Schmerzen auftreten.

bei Kindern
Bei Säuglingen und Kleinkindern dürfen ätherische Öle nicht in der Nähe der Nase äußerlich aufgetragen werden, es kann zu Atemproblemen führen!

siehe auch
→ Abwehrschwäche

Erschöpfungszustände

Was geschieht?
Die psychische und/oder körperliche Belastbarkeit ist »ausgeschöpft«. Ursachen sind meist vielfältig: vorangegangene schwere Erkrankung, Operation, lange soziale oder seelische Überforderung, beruflicher Streß, zu wenig Ruhepausen im Alltag, Vitamin- oder Mineralstoffmangel. Kann auch Folge von → Kreislaufstörung oder → Schlafstörung sein. Meist auch mit → Abwehrschwäche verbunden

Was hilft?

Ginseng	kräftigend, verbessert den Allgemeinzustand und hebt die Stimmungslage
Eleutherokokkus	kräftigend, verbessert den Allgemeinzustand und hebt die Stimmungslage
Bienenprodukte (Gelée royale)	allgemeine Stärkung
Sojaöl (Lecithin)	kräftigend, unterstützt das Nervensystem

Zu beachten!

● Körperliche Erschöpfungszustände sind stets sehr ernst zu nehmen. Beim Leistungsknick sollte immer zuerst der Arzt konsultiert werden. Der Grund kann nämlich auch eine behandlungsbedürftige Leber- oder Schilddrüsenerkrankung sein.

● Aufputschen (z. B. mit Kaffee) führt langfristig nur zu noch mehr Erschöpfung.

● Die Lebensweise muß der jeweiligen Leistungsfähigkeit angepaßt werden, sonst nützt auch die medikamentöse Therapie nicht.

Fieber
→ Erkältung

Fußpilz
→ Pilzinfektionen

Gallenbeschwerden

Was geschieht?

Galle ist eine Flüssigkeit, die von der Leber laufend produziert wird. Sie sammelt sich in der Gallenblase, von dort wird sie durch Gallenwege in den – gleich hinter dem Magen sitzenden – Zwölffingerdarm transportiert.

Mit Hilfe der Galle werden Fette verdaut.

Gallenbeschwerden entstehen, wenn in der Leber zu wenig Galle produziert wird, oder wenn ihr Transport durch die Gallenwege zum Beispiel durch Gallensteine gestört ist.

Beschwerden: Verdauungsprobleme, besonders nach Fettkonsum, Blähungen, krampfartige Schmerzen im unteren Magenbereich

H

Was hilft?

Artischocke	steigert die Gallenproduktion, krampflösend
Schöllkraut	krampflösend, steigert die Gallenproduktion
Löwenzahn	steigert die Gallenproduktion
Pfefferminze	krampflösend, schmerzlindernd
Wermut	steigert etwas die Gallenproduktion und erleichtert den Gallenfluß

Artischocke oder Schöllkraut einzeln oder mit Löwenzahn, Pfefferminze, Wermut oder Curcuma*.

Zu beachten!
- Wer Gallensteine hat, der darf keine Mittel nehmen, die den Gallenfluß steigern.
- Gallensteine müssen stets vom Arzt behandelt werden.

siehe auch
→ Bauchschmerzen und → Magenprobleme

Haarausfall

Was geschieht?
Hormonell verursachter Haarausfall bei Männern ist nicht zu verhindern. Nur Haarausfall nach schweren Erkrankungen, Schwangerschaft oder als Folge von ernährungsbedingten Mangelzuständen ist behandelbar.

Was hilft?

Biotin (Vitamin H)**	unerläßlich für Haare und Nägel
Hirseextrakt*	(Wirkungsweise bislang unklar)

Wegen des Wachstumszyklus der Haare kann man das Behandlungsergebnis erst nach 3 bis 6 Monaten beurteilen.

---

* Dieses Heilmittel wird nur selten genutzt und ist daher nicht im hinteren Heilmittelteil dieses Kompasses aufgeführt.
** Vitamine sind chemisch reine Substanzen, keine Naturheilmittel und nicht im hinteren Heilmittelteil dieses Kompasses aufgeführt.

Zu beachten!
- Ein gesunder Mensch verliert täglich 40 bis 80 Haare.
- Plötzlicher Haarverlust kann auch durch Umweltgifte ausgelöst werden.

Hämorrhoiden

Was geschieht?
Venen bilden im Enddarm krampfaderähnliche, knötchenförmige, entzündliche Erweiterungen.
Symptome: Juckreiz, helles Blut beim Stuhlgang

Was hilft?

Virginischer Zauberstrauch	entzündungshemmend, verbessert die Venenarbeit
Roßkastanie	entschwellend, dichtet Gefäßwände ab
Arnika	antientzündlich und desinfizierend
Kamille	krampflösend, entzündungshemmend

Virginischen Zauberstrauch und Roßkastanie einzeln oder zusammen mit Arnika und Kamille als Salben, Cremes und Zäpfchen.

Zu beachten!
- Für regelmäßigen Stuhlgang sorgen.
- Blut im Stuhl vom Arzt abklären lassen.

siehe auch
→ Venenleiden

Halsschmerzen

→ Erkältung

Harnwegsbeschwerden

→ Harnwegsinfektion, → Blasenschwäche, Reizblase oder → Prostatabeschwerden

H

Harnwegsinfektion

Was geschieht?
Eine Entzündung der Harnwege macht sich durch
verstärkten Harndrang, krampfartige Schmerzen und
Brennen beim Wasserlassen deutlich bemerkbar. Die
Schmerzen beim Wasserlassen unterscheiden die Harnwegsinfektion von einer Blasenschwäche ebenso wie
von einer Reizblase.

Was hilft?

Bärentraube	entzündungshemmend, antibakteriell
Goldrute	krampflösend, entzündungshemmend, ausschwemmend
Birke	harntreibend
Wacholder	harntreibend
Brennessel	fördert die Durchspülung

Durchspülungstherapie der Harnwege mit Kombinationspräparaten aus Bärentraube und/oder Goldrute
mit den anderen drei aufgeführten Heilpflanzen

Zu beachten!
- Bei Harnwegsbeschwerden ist Trinken wichtig.
  2 bis 3 Liter täglich sind nötig.
- Harnwegsinfekte können sich nur im alkalischen
  (basischen) Milieu vermehren. Urin – zum
  Beispiel mit Vitamin C – sauer halten, außer bei
  Anwendung von Bärentraube, die das alkalische
  Milieu braucht.
- Zum Arzt gehen, sobald Fieber oder Blut im Harn
  auftreten.

bei Kindern
Kindliches Bettnässen ist immer auch »ein Weinen über
die Blase«. Bei der Behandlung muß man deshalb auch
die psychische Situation des Kindes miteinbeziehen.

siehe auch
→ Nierenbeschwerden

Hautreizungen
→ Ekzeme

Hautunreinheiten

Was geschieht?

Hautunreinheiten sind zwar Infektionen, sie werden aber auch von der Ernährung und dem Hormonhaushalt des Betroffenen beeinflußt. Die Behandlung sollte deshalb gleichzeitig durch äußerliche und innerliche Anwendungen erfolgen.

Auch Akne bessert sich meist, wenn der Darm in Ordnung gebracht wird.

Was hilft?

äußerliche Anwendung als Umschlag oder Salbe

Kamille	entzündungshemmend, desinfizierend, fördert Heilungsprozesse
Ringelblume	entzündungshemmend, fördert Heilungsprozesse

innerliche Anwendung

Hefen	Regeneration der Darmflora
Mönchspfeffer	Besserung des Hormonhaushaltes bei Frauen

Zu beachten!

- Regelmäßiges und gründliches Reinigen der Haut ist die Basistherapie.
- Haut reagiert auch auf seelische Belastung und auf Veränderungen der Lebensweise.

siehe auch

→ Ekzeme

Hautverletzungen
→ Wunden

H

Herzprobleme

Was geschieht?

- Nachlassende Herzkraft (Herzinsuffizienz): Dem Herzen fehlt alters- oder krankheitsbedingt (z. B. wegen mangelnder Durchblutung) die Kraft, die notwendige Pumparbeit zu leisten. Damit stockt die Energieversorgung im ganzen Körper.
  Beschwerden: Kurzatmigkeit, Herzklopfen schon bei geringer Anstrengung, Wasseransammlungen
- Nervöses Herz: Starkes oder unregelmäßiges Herzklopfen ohne vorherige Anstrengung, oder ohne daß eine Herzrhythmusstörung vorliegt.

Was hilft?

Weißdorn	erhöht die Herzleistung, steigert die Herzdurchblutung
Arnika	verbessert Herz-Kreislauf-Funktion
Maiglöckchen*	verbessert Herzmuskel-Arbeit

Arnika oder Maiglöcken nur ergänzend mit Weißdorn

Zu beachten!

- Herzkranke müssen immer (!) zum Arzt, Selbstbehandlung ausschließlich (!) vorbeugend.
- Starkes Herzklopfen ohne einen organischen Befund (Herzphobie) ist eine Form der → depressiven Verstimmung.
- Wasseransammlungen (Ödeme) können als Folge von Herz- oder von Nierenproblemen auftreten. Deshalb sollte immer der Arzt konsultiert werden, bevor man gegen Ödeme vorgeht.

siehe auch

→ Durchblutungsstörungen und → Kreislaufstörungen

Husten

→ Erkältung

---

* Dieses Heilmittel wird nur selten genutzt und ist daher nicht im hinteren Heilmittelteil dieses Kompasses aufgeführt.

Immunschwäche
→ Abwehrschwäche

Infektanfälligkeit
→ Abwehrschwäche

Klimakterische Beschwerden
→ Wechseljahrbeschwerden

Konzentrationsschwäche

Was geschieht?

Ursachen: körperlich → Erschöpfungszustände oder
Durchblutungsstörungen des Gehirns,
psychisch → depressive Verstimmung
Beschwerden: Vergeßlichkeit, innere Unruhe
Kommt vor allem bei älteren Menschen vor.

Was hilft?

Gingkobaum	steigert die Gehirndurchblutung
Ginseng	kräftigend, verbessert Allgemein-zustand und Stimmungslage
Sojaöl	allgemeine Kräftigung, unterstützt das Nervensystem
Johanniskraut	beruhigend, antidepressiv

Die meisten Gingko-Präparate sind Einzelpräparate,
die nur aus Gingko bestehen. Ihre Wirkung hängt
dabei wesentlich von der Dosis ab. Nur für höhere
Dosierungen ab 100 mg Trockenextrakt pro Tag liegen
Wirksamkeitsbelege vor.

bei Kindern

● Kindliche Konzentrationsschwäche ist nur selten
eine körperliche Erkrankung. Schulische Überforderung kann nicht medikamentös ausgeglichen werden!

siehe auch

→ Nervosität

K

Kopfschmerzen
→ Erkältungen oder → Spannungskopfschmerzen

Krampfadern
→ Venenleiden

Kreislaufstörungen

Was geschieht?
Warum der Kreislauf manchmal mit zu viel oder zu
wenig Druck arbeitet, weiß man nicht genau. Im Alter
steigt der Blutdruck aber automatisch an.

- Hochdruck (Hypertonie): Wird kaum bemerkt, ist
  aber langfristig gefährlich.
- niedriger Blutdruck (Hypotonie): ungefährlich, aber
  beeinträchtigt oft das Wohlbefinden sehr stark.

Beschwerden: Abgeschlagenheit, Müdigkeit, Blässe,
niedergedrückte Stimmung, Drehschwindel, Kopfweh,
→ Übelkeit bis zum Erbrechen. Besserung im Liegen.

Was hilft?
bei Hochdruck:

Knoblauch	cholesterinsenkend, mild blutdrucksenkend, verbessert die Fließfähigkeit des Blutes
Mistel	leicht blutdrucksenkend, bessert das Befinden

bei niedrigem Blutdruck:

Kampfer	anregend
Mistel	bessert das Befinden
Rosmarin	anregend

Zu beachten!
- Hochdruck (mehr als 140/90 mmHg) muß stets vom
  Arzt behandelt werden.
- Beim niedrigen Blutdruck sind auch Werte von
  80/60 mmHg nicht gefährlich.

siehe auch
→ Erschöpfungszustände

Leberbelastung

M

Was geschieht?

Leber ist die Entgiftungszentrale des Körpers. Wenn ihre Regenerationsfähigkeit überfordert ist – z. B. durch zu viel Alkohol, durch Umweltgifte oder durch Medikamente – entstehen Schäden an den Leberzellen.

Was hilft?

Mariendistel	beschleunigt die Regeneration von Leberzellen
Artischocke	steigert die Gallenproduktion, fördert die Leberfunktion

Zu beachten!

- Bei Leberproblemen darf auch unter Leberschutzmedikamenten kein Alkohol konsumiert werden.
- Bei Urlaubsreisen, bei denen Malariaprophylaxe nötig ist, ist ein zusätzlicher Leberschutz zu empfehlen.
- Müdigkeit und Probleme nach fettreicher Nahrung weisen auf eine Leberbelastung hin.

siehe auch

→ Gallenbeschwerden

Leistungsabbau

→ Erschöpfung

Magenprobleme

Was geschieht?

Ursachen: Zu viel Magensäure, belastende Ernährungsweise oder psychischer Streß führen zu Schädigungen an der Magenschleimhaut, zu Magenverkrampfung und zu Verdauungsproblemen.

Beschwerden: Sodbrennen, saures Aufstoßen, Magenkrämpfe, Blähungen, Völlegefühl.

Wenn jedoch vom Magen zu wenig Säure produziert wird oder der Magen zu langsam arbeitet, entsteht eine → Verdauungsschwäche.

M

Was hilft?

Kamille	krampflösend, unterstützt die Regeneration der Magen-schleimhaut
Melisse	beruhigend, entspannend
Fenchel	krampflösend, gegen Blähungen
Kümmel	stark wirksam gegen Blähungen, krampflösend

Am besten wirken Kombinationspräparate aus all diesen Heilmitteln.

Zu beachten!

- Bei akuten Magenbeschwerden ist Fasten immer als Basismaßnahme sinnvoll.
- Coffein hilft zwar bei Magenverstimmungen, Filter-kaffee ist aber durch seine anderen Wirkstoffe ein »Magenkiller«. Je stärker er ist, desto mehr reizt er die Magenschleimhaut.

Zum Arzt gehen,

- wenn nach jeder Mahlzeit Probleme auftreten,
- wenn die Beschwerden trotz Fastens und Selbst-behandlung mit Naturheilmitteln länger als drei Tage anhalten.

bei Kindern

Bei Kindern schlagen Probleme leicht auf den Magen. Beruhigung ist dann die wirksamste Gegenmaßnahme.

siehe auch

→ Bauchschmerzen und → Übelkeit

Menstruationsbeschwerden

Was geschieht?

Prämenstruelles Syndrom, schmerzhafte Monatsblutung. Beschwerden: Vor und während der Menstruation Brustspannen, Stimmungsschwankungen, → Nervosität, Gewichtszunahme, Kopfschmerzen, Unterleib-schmerzen, Rückenschmerzen.

Was hilft?

äußerlich auf Schläfen und Nacken tupfen

Pfefferminzöl　　　gegen Kopf- und Nackenschmerzen

innerlich

Mönchspfeffer　　　harmonisiert den Hormonhaushalt

Traubensilberkerze　gleicht Östrogenmangel aus

Zu beachten!

Zum Arzt gehen bei Blutungsunregelmäßigkeiten, Ausbleiben der Regel oder Krämpfen im Unterleib.

siehe auch

→ Wechseljahrbeschwerden

Migräne

→ Spannungskopfschmerzen

Müdigkeit, rasche Ermüdbarkeit

→ Kreislaufstörungen oder → Erschöpfungszustände

Muskelverspannungen

→ rheumatische Beschwerden

Nervosität

Was geschieht?

Reizüberflutung von außen führt zum inneren Ungleichgewicht. Beschwerden: nervöse Unruhe, Konzentrationsprobleme, Gereiztheit, → Schwitzen. Häufig sind auch körperliche Beschwerden – vor allem im Verdauungstrakt – die Folge.

Was hilft?

Baldrian　　　　beruhigend, ausgleichend

Melisse　　　　beruhigend, entspannend

Hopfen　　　　beruhigend, entspannend

Johanniskraut　stimmungsaufhellend, entspannend

meist in Kombination miteinander

N

Zu beachten!
Die durch Nervosität verursachten körperlichen Beschwerden müssen – zusätzlich zu der Basisbehandlung der nervösen Überreizung – auch noch gezielt behandelt werden: → siehe das jeweilige Stichwort.

bei Kindern
Nervöse Kinder brauchen ruhige Eltern.

siehe auch
→ depressive Verstimmung,
→ Erschöpfungszustände, → Konzentrationsschwäche und → Schlafstörungen.

Nierenbeschwerden

Was geschieht?
Niere ist ein Entgiftungsorgan, ähnlich wie die Leber. Während man aber die Leber schonen muß, bleibt bzw. wird die Niere umso gesünder, je mehr sie arbeitet, je mehr Flüssigkeit in Form von Urin ausgeschieden wird. Das gilt auch für die kranke Niere.
Ist die Flüssigkeitsausscheidung z. B. durch eine Entzündung oder durch einen Nierenstein eingeschränkt, kommt es zu Wasseransammlungen (Ödemen) im Körper. Beschwerden: Rückenschmerzen in der Nierengegend, Wasseransammlungen (Ödeme).

Was hilft?

Goldrute	krampflösend, antientzündlich, ausschwemmend
Birke	harntreibend
Wacholder	harntreibend
Brennessel	harntreibend, zur Durchspülung
Bärentraube	entzündungshemmend, antibakteriell

Die meisten Mittel sind Kombinationspräparate. Goldrute wird alleine oder in Kombination mit den anderen Heilpflanzen verwendet.

Zu beachten!

- Je mehr ein Mensch trinkt, desto gesünder wird seine Niere. Man sollte daher mindestens 1,5 Liter Flüssigkeit täglich trinken (dabei Kaffee, Schwarztee und Alkohol nicht mitzählen!).
- Auch bzw. gerade Nierenkranke brauchen viel Flüssigkeit (Durchspülungstherapie). Optimal sind etwa 3 Liter pro Tag.
- Salz aus der Nahrung behindert die Wasserausscheidung und schadet damit der Niere.
- Ödeme können auch eine Folge nachlassender Herztätigkeit sein (→ Herzprobleme). Dann dürfen entwässernde Maßnahmen nur unter ärztlicher Anleitung vorgenommen werden.
- Beim Verdacht auf einen Nierenstein (behinderte Wasserausscheidung, Schmerzen im unteren Rückenbereich) sofort zum Arzt gehen.

siehe auch
→ Harnwegsinfektion, → Blasenschwäche

Ödeme

→ Herzprobleme oder
→ Nierenbeschwerden

Pilzinfektionen

Was geschieht?

Pilze sind überall vorhanden, auch im gesunden Körper, ohne daß es Probleme macht. Vermehrt sich aber eine bestimmte Art übermäßig, entsteht eine Pilzinfektion. Sie kann sich an der Haut, am Fuß, an Nägeln, an Geschlechtsorganen oder im Darm zeigen.
Beschwerden je nach Ort der Pilzinfektion: Jucken oder Brennen an der Haut, Deformationen an Nägeln, Ausfluß bei Geschlechtsorganen, Blähungen und/oder Durchfälle

P

Was hilft?

Darmflora-Präparate	zur Darmsanierung
Hefen als Vaginalkapseln	Verbesserung des Scheidenmilieus
Knoblauch	pilzvernichtend

Zu beachten!

- Ob Pilze im Darm oder am Fuß, es sind stets die gleichen Erreger. Sie können auch innerhalb des Körpers hin und her übertragen werden.
- Unterwäsche und Strümpfe sollten deshalb stets bei mindestens 60°C gewaschen werden.
- Feuchtigkeit und Wärme fördern das Pilzwachstum.
- Nach einer Antibiotikatherapie ist man anfälliger für Darmpilze als sonst. Mit einer Darmsanierung kann man einer Pilzinfektion vorbeugen.

bei Kindern

Neugeborene können sich während der Geburt mit Pilzen aus der Scheide anstecken. Schwangere sollten deshalb immer eine Prophylaxe betreiben.

siehe auch

→ Ekzem

Prostatabeschwerden

Was geschieht?

Die Vorsteherdrüse ist vergrößert. Dadurch wird der Harndrang vergrößert und der Harnfluß behindert. Beschwerden: verzögerte Harnausscheidung, verstärkter Harndrang, bei dem nur wenig Wasser gelassen wird, gehäufte Wasserausscheidung in der Nacht

Was hilft?

Kürbis	kräftigt die Blasenmuskulatur, erleichtert die Harnausscheidung
Sägepalme	strafft die Prostata, entzündungshemmend
Brennessel	harntreibend

R

Zu beachten!
● Die Häufigkeit von Prostatabeschwerden nimmt mit dem Alter zu. Etwa 80 Prozent der 70jährigen Männer sind mehr oder weniger stark betroffen.
● Vom 60. Lebensjahr an sollten Männer ihre Prostata vom Arzt regelmäßig kontrollieren lassen.

siehe auch
→ Harnwegsinfektion

Reizblase
→ Blasenschwäche

Reizdarm

Was geschieht?
Nervliche Labilität (Überreizung) macht sich am Darm bemerkbar, im Verdauungssystem entsteht dadurch zu viel Spannung (Krampf).
Beschwerden: wiederkehrende krampfartige Bauchschmerzen, Völlegefühl, Blähungen, → Durchfälle oder → Verstopfung, auch im Wechsel.

Was hilft?

Pfefferminzöl	krampflösend, schmerzlindernd
Kümmel	stark wirksam gegen Blähungen, krampflösend
Fenchel	krampflösend, gegen Blähungen
Anis	krampflösend

Pfefferminzöl ist in Kapseln zum Einnehmen am besten wirksam.
Anis eignet sich vor allem in Kombination mit anderen Heilmitteln.

Zu beachten!
Beim Reizdarm Verstopfung nicht mit Abführmitteln behandeln, da sich sonst Beschwerden verstärken.

siehe auch
→ Bauchschmerzen und → Durchfall

R

Rheumatische Beschwerden

Was geschieht?

Abbau der Knorpelsubstanz in Gelenken als Folge von mechanischen (Über)beanspruchungen (Arthrose) oder als Folge einer Entzündung (Arthritis). Reine Muskelverspannungen verursachen ähnliche Beschwerden wie Rheuma und können deshalb mit gleichen Mitteln behandelt werden.

Beschwerden: Muskel- und Gelenkschmerzen, Verformungen an Gelenken, eingeschränkte Beweglichkeit

Was hilft?

zum Einnehmen

Teufelskralle	schmerzlindernd, entzündungshemmend
Brennessel	antirheumatisch, fördert die Ausscheidung
Birke	harntreibend
Löwenzahn	fördert die allgemeine Ausscheidung
Enzyme	antientzündlich, entschwellend

Teufelskralle und Brennessel eventuell mit Birke, Löwenzahn oder Enzymen kombiniert.

zum Einreiben

Franzbranntwein* oder andere Kombinationen aus:

Kampfer	steigert die Hautdurchblutung
Kiefer	krampflösend
Pfefferminze	kühlend, schmerzlindernd
Rosmarin	belebend

als Badezusatz

ätherisches Öl aus Pfefferminze, Kiefer, Rosmarin	krampflösend

---

* Franzbranntwein besteht allgemein aus Alkohol, Kampfer und eventuell anderen pflanzlichen Inhaltsstoffen.

Zu beachten!

S

- Man kann unter rheumatischen Beschwerden leiden, ohne wirklich Rheuma zu haben.
- Bei stärkeren Beschwerden und bei beginnenden Verformungen an den Gelenken zum Arzt gehen.
- Naturheilmittel eignen sich zur Begleittherapie auch bei schweren Rheumaerkrankungen.

Rückenschmerzen

→ rheumatische Beschwerden

Schlafstörungen

Was geschieht?

Einschlaf- oder Durchschlafprobleme können unterschiedliche Ursachen haben: nervliche Überreizung, → depressive Verstimmungen, unregelmäßige Lebensweise (z. B. auch Schichtdienst), → Wechseljahrbeschwerden, aber auch zu wenig Aktivität am Tag.

Was hilft?
zum Einnehmen

Baldrian	beruhigend, ausgleichend, schlaffördernd
Hopfen	entspannend, beruhigend
Melisse	entkrampfend, entspannend
Passionsblume*	entspannend
Johanniskraut	antidepressiv, stimmungsausgleichend

Baldrian alleine oder in Kombination mit den genannten Heilmitteln

als Badezusatz vor dem Hinlegen

Baldrian, Melisse	beruhigend, entspannend
Lavendel*	schlaffördernd

---

* Dieses Heilmittel wird nur selten genutzt und ist daher nicht im hinteren Heilmittelteil dieses Kompasses aufgeführt.

S

Zu beachten!
- Schlaffördernde Naturheilmittel erzeugen keine Abhängigkeit, beeinträchtigen die Konzentration nicht.
- Bei Schlafstörungen zuerst die Schlafstelle prüfen: Ist das Bett groß genug, die Matraze fest, der Raum ruhig und ausreichend belüftet und die Bettdecke nicht zu warm?
- Neben Kaffee kann auch Alkohol den Schlaf empfindlich stören. Man schläft zwar leichter ein, der Schlaf ist aber unruhig und nicht tief genug.
- Ein sehr unregelmäßiger Lebensrhythmus kann ähnlich wie der »jetlag« die innere Uhr verstellen.

siehe auch
→ Nervosität

Schmerzen
→ rheumatische Beschwerden oder
→ Spannungskopfschmerzen

Schnupfen
→ Erkältung

Schwächezustände
→ Erschöpfung
→ Herzprobleme oder → Kreislaufstörungen

Schwellungen
→ Nierenbeschwerden oder
→ Venenleiden

Schwindel
→ Kreislaufstörungen oder
→ Durchblutungsstörungen

Schwitzen

Was geschieht?

Schwitzen dient vor allem der Wärmeregulation.
Bei fieberhaften Infekten beschleunigt Schwitzen die
Genesung. Da das Schwitzen über das Streß-Hormon
Adrenalin gesteuert wird, deutet übermäßiges
Schwitzen auf nervliche Überreizung hin.

Was hilft?

Linde	schweißtreibend
Salbei	verringert Schweißbildung und -ausscheidung

siehe auch

→ Nervosität und → Wechseljahrbeschwerden

Sodbrennen

→ Magenprobleme

Spannungskopfschmerzen

Was geschieht?

Kopfschmerzen, die durch belastende Situationen ausgelöst werden. Nach Erholung, spätestens über Nacht
verschwinden sie meist ohne Behandlung.
Einige Leiden wie → Erkältungen und → Menstruationsbeschwerden werden von Kopfschmerzen begleitet.

Was hilft?

Pfefferminze	krampflösend, schmerzlindern, kühlend

Als Öl zum Einnehmen oder Einreiben

Zu beachten!

Migräne muß als eine besonders schwere Form der
chronischen Kopfschmerzen vom Arzt behandelt werden.

siehe auch

→ Erkältungen

S

Spannungszustände
→ Nervosität

Übelkeit

Was geschieht?

Hinter einem »verdorbenen« Magen kann schlechtes (oder zu viel) Essen stecken, aber auch ein Magengeschwür oder die unerwünschte Nebenwirkung eines Medikaments. Trotzdem helfen dagegen immer dieselben Pflanzenpräparate.

Was hilft?

Kamille	krampflösend, unterstützt die Regeneration der Magenschleimhaut
Melisse	beruhigend, krampflösend
Pfefferminze	krampflösend, schmerzlindernd, desinfizierend

bei Kindern

Je kleiner ein Kind ist, desto harmloser ist es, wenn es erbricht. Für Kinder ist das Brechen eine gute Möglichkeit, ihren Körper zu entlasten oder vor schlechtem Essen zu schützen.

siehe auch
→ Magenprobleme und → Bauchschmerzen

Übergewicht

Was geschieht?

Übergewicht entsteht durch zu kalorien- und fettreiche Ernährung. Doch die Vorstellungen darüber, wann ein Mensch übergewichtig ist, sind sehr unterschiedlich. Abnehmen wollen die meisten ohnehin nicht aus gesundheitlichen, sondern aus ästhetischen Gründen. Der Körper verliert an Gewicht, wenn er seine Flüssigkeits- oder seine Fettreserven abbaut.

Wasserverlust verläuft schnell, ist aber ungesund, hält nicht an und verändert die Figur kaum. Fettabbau ist gesund und länger andauernd, braucht aber Zeit.

Was hilft?

Medikamente, die eine Ausscheidung unterstützen

Brennessel	harntreibend, zur Durchspülung und »Entschlackung« des Körpers
Birke	harntreibend
Aloe	abführend

Kombinationspräparate aus diesen Heilmitteln

Zu beachten!

- Abführmittel stets nur kurzfristig nehmen → Verstopfung.
- Eine radikale Gewichtsreduktion kann zu Problemen im Herz-Kreislauf-System führen.
- Dauerhafter Gewichtsverlust nur durch Ernährungsumstellung und mehr Bewegung zu erreichen. Medikamente sind nur Hilfsmittel für den Anfang.

Venenleiden

Was geschieht?

Angeborene Bindegewebsschwäche, die zu Krampfadern, Venenentzündungen, Wasseransammlungen in den Beinen (Beinödeme) oder zum »offenen Bein« führt. Frauen sind stärker betroffen als Männer, Schwangerschaften verschlechtern die Venenschwäche.

Was hilft?

Roßkastanie	dichtet Gefäßwände ab
Virginischer Zauberstrauch	entzündungshemmend, verbessert die Arbeit der Venen
Buchweizen	fördert die Gefäßelastizität
Beinwell	beschleunigt die Wundheilung beim »offenen Bein«

Zu beachten!

- Beinödeme können Folge von Nieren- oder Herzproblemen sein. Unbedingt vom Arzt abklären lassen.
- Roßkastanienextrakte sind auch zur Vorbeugung von »schweren Beinen« geeignet.

V

Verdauungsprobleme

→ Bauchschmerzen, → Gallenbeschwerden,
→ Magenprobleme, → Reizdarm,
→ Verdauungsschwäche

Verdauungsschwäche

Was geschieht?

Die Tätigkeit der Verdauungsorgane läßt bei jedem
Menschen im Alter nach.
In jüngeren Jahren meist Folge einer Magen- oder
einer Gallenerkrankung.
Beschwerden: Völlegefühl nach dem Essen, Blähungen,
leichte → Verstopfung

Was hilft?

Löwenzahn	steigert die Gallen-sekretion
Enzian, Tausendgülden-kraut*, Bitterklee, Chinabaum*, Engelwurz*, Benediktenkraut, Ingwer, Löwenzahn, Wermut	Bitterstoffe fördern den Appetit
Schafgarbe**	appetitanregend, verdauungsfördernd

Gegen Verdauungsschwäche am besten geeignet sind
Schafgarbe und Löwenzahn.

Zu beachten!

- Bei Verdauungsschwäche Abführmittel meiden.
- Alles, was bitter schmeckt, regt die Verdauung an.
  Das gilt auch für Lebensmittel.
- Kaffee kann aber die Magenschleimhaut reizen.

---

* Dieses Heilmittel wird nur selten genutzt und ist daher nicht im
hinteren Heilmittelteil dieses Kompasses aufgeführt.
** Dieses Heilmittel wird nur zur Ergänzung in Kombinationspräparaten genutzt und ist daher nicht im hinteren Heilmittelteil dieses
Kompasses aufgeführt. Allergien sind häufig!

bei Kindern

Kinder bekommen leicht Verdauungsprobleme, meist durch Überforderung von Magen und Darm. Es hilft, mehrere kleinere Portionen über den Tag zu verteilen.

siehe auch

→ Appetitlosigkeit, → Bauchschmerzen, → Gallenbeschwerden und → Magenprobleme

Verletzungen

Was geschieht?

Zerrungen, Prellungen, Blutergüsse, Verstauchungen sind stumpfe Verletzungen: Die Haut bleibt unbeschädigt. Sie werden anders behandelt als offene Wunden.

Was hilft?

innerliche Anwendung

Arnika	fördert die Heilung
Enzyme	entschwellend, entzündungshemmend

äußerliche Anwendung

Arnika	antientzündlich und desinfizierend
Roßkastanie	entschwellend
Franzbranntwein*	kühlend, regt Durchblutung an

Zu beachten!

- Bei Verletzungen ist es wichtig, eine Schwellung zu vermeiden. Dafür ist Kälte das beste Mittel.
- Franzbranntwein nicht auf offene Wunden geben.
- Auch nach einer Zahnextraktion kann ein Enzym-Präparat die Schwellung verhindern. Mit der Einnahme nach Möglichkeit schon vorher beginnen.
- Je früher man eine Verletzung behandelt, desto schneller heilt sie aus.

siehe auch

→ Wunden

---

* Franzbranntwein besteht allgemein aus Alkohol, Kampfer und eventuell anderen pflanzlichen Inhaltsstoffen.

V

Verstopfung

Was geschieht?
Zur Verstopfung kommt es, wenn der Darm zu wenig Inhalt zu befördern hat, oder wenn sich eine Darmträgheit entwickelte (z. B. als Folge eines häufigen Gebrauchs von Abführmitteln).

Was hilft?

Aloe	stark abführend
Senna*	abführend
Indische Flohsamen*	abführend
Leinsamen*	Quellstoff, regt Darmbewegung an
Darmflora-Präparate	zur Darmsanierung

Zu beachten!
- Die Vorstellung, jeder Mensch müsse einmal am Tag den Darm ausleeren, ist falsch. Individuell unterschiedlich liegt eine gesunde Stuhlhäufigkeit zwischen mehrmals täglich und dreimal in der Woche.
- Wer wenig ißt, der kann nicht viel ausscheiden.
- Pflanzliche Abführmittel haben genauso starke Nebenwirkungen wie synthetische.
- Abführmittel dürfen nur kurzzeitig genommen werden, Ballast- und Quellstoffe eignen sich dagegen für den langfristigen Gebrauch.
- Bei Dauergebrauch von Abführmitteln kann es zu Störungen des Wasser- und Mineralstoffhaushalts kommen. Besonders Herzpatienten müssen vorsichtig sein.

bei Kindern
Wenn Kinder, die eine gesunde Ernährung bekommen, eine Verstopfung haben, ist das stets ernstzunehmen. Unbedingt den Arzt aufsuchen.

siehe auch
→ Verdauungsschwäche

---

* Dieses Heilmittel wird nur als Abführmittel genutzt und ist daher nicht im hinteren Heilmittelteil dieses Kompasses aufgeführt.

Völlegefühl
→ Magenprobleme

Wasseransammlungen (Ödeme)
→ Herzprobleme oder → Nierenbeschwerden

Wasserausscheidung
→ Nierenbeschwerden

Wechseljahrbeschwerden

Was geschieht?
Die typischen Beschwerden sind Hitzewallungen, Schweißausbrüche, → Schlafstörungen, Stimmungsschwankungen, → Nervosität. Sie treten jeweils individuell unterschiedlich stark auf.

Was hilft?

Mönchspfeffer	vor dem Aussetzen der Periode, harmonisiert den Hormonhaushalt
Traubensilberkerze	vor allem nach Aussetzen der Periode, gleicht Östrogenmangel aus
Johanniskraut	gegen Verstimmungen
Baldrian	gegen Schlafstörungen

Zu beachten!
- Je mehr man sich innerlich gegen das Klimakterium wehrt, desto lästiger werden die Beschwerden empfunden.
- Wer mit einer Hormontherapie beginnt, sollte langfristig dabei bleiben.

siehe auch
→ Menstruationsbeschwerden

Wetterfühligkeit

Was geschieht?
Kreislaufbeschwerden und → Nervosität, die bevorzugt
bei bestimmten Wetterlagen auftreten. Besonders
betroffen sind Menschen mit niedrigem Blutdruck.

Was hilft?

Kampfer	anregend
Mistel	bessert das Befinden
Rosmarin	anregend, belebend

siehe auch
→ Kreislaufstörungen

Wunden

Was geschieht?
Bei einer offenen Wunde ist es zunächst wichtig, eine
Infektion oder eine Entzündung zu vermeiden. Jede
offene Wunde deshalb zuerst desinfizieren. Danach mit
Heilsalben und Kräuterlösungen den Heilungsprozeß
zusätzlich anregen.

Was hilft?

Kamille	entzündungshemmend, verbessert den Stoffwechsel der Haut
Ringelblume	entzündungshemmend, beschleunigt die Ausheilung
Virginischer Zauberstrauch	entzündungshemmend, desinfizierend
Beinwell	beschleunigt die Wundheilung

Lösungen und Salben aus den genannten Heilmitteln
werden aufgetragen.

Zu beachten!
- Solange eine Verletzung offen ist, sollte sie atmungs-
  aktiv abgedeckt werden.
- Bei einer offenen Wunde helfen feuchte Umschläge
  meist besser als Salben (feucht auf feucht!).

Aloe (Aloe verschiedene Arten)

Wirksame Inhaltsstoffe
Hydroxyanthracenderivate, vor allem Aloin, Bitterstoffe

Wirkung
Stark abführend, die Darmentleerung tritt nach 8 bis 12 Stunden ein. Eingedickter Aloe-Saft wird als Aloe vera in der Hautpflege verwendet.

Fertigarzneimittel
Entweder allein, häufiger aber in Kombination mit Senna, Indischen Flohsamen, Feigen u. a. als Kapseln, Tabletten, Granulat oder Lösung zu haben.

Was gibt es zu beachten?
Aloe darf nur kurzzeitig genommen werden. Bei längerem Gebrauch kann es zu Störungen des Wasser- und Mineralhaushalts, als Folge davon zu Herzrhythmusstörungen kommen.

→ Übergewicht, → Verstopfung

Anis (Pimpinella anisum)

Wirksame Inhaltsstoffe
Ätherisches Öl

Wirkung
Wirkt krampflösend vor allem im Verdauungstrakt, aber auch in den Atemwegen.

Fertigarzneimittel
Anis ist ein guter Kombinationspartner. In Mitteln gegen Bauchschmerzen wird er am häufigsten mit Fenchel, Kümmel und Kamille kombiniert, in Hustenpräparaten mit Efeu oder Thymian.
Als Tee, Tropfen oder Kapseln zu haben.

Was gibt es zu beachten?
Ätherische Öle sind leicht flüchtig, bei der Aufbewahrung der Medikamente daher die Packung gut verschließen.

→ Bauchschmerzen, → Reizdarm

A

Arnika (Arnica montana)

Wirksame Inhaltsstoffe
Sesquiterpenlactone, ätherisches Öl

Wirkung
Bei äußerlicher Anwendung wirkt Arnika antientzündlich und desinfiziert. Sie ist die wichtigste Heilpflanze
in diesem Bereich. Beim innerlichen Gebrauch fördert
sie die Heilung von Verletzungen und verbessert die
Herz-Kreislauf-Arbeit.

Fertigarzneimittel
Für die äußerliche Anwendung wird Arnika vor allem
als Monopräparat (ohne Kombination mit anderen
Heilmitteln) angeboten, als Salbe, Gel oder Tinktur.
Für den innerlichen Gebrauch als Dragees in Kombi-
nation mit Weißdorn und Mistel.

→ **Herzprobleme**, → **Verletzungen**

Artischocke (Cynara scolymus)

Wirksame Inhaltsstoffe
Cynaropikrin, Cynarin, Luteolin

Wirkung
Steigert die Gallenproduktion, krampflösend,
cholesterinsenkend. Harmonisiert die Verdauung.

Fertigarzneimittel
Extrakte aus Artischockenblättern sind vor allem als
Monopräparate (ohne Kombination mit anderen Heil-
mitteln) in Form von Kapseln oder Dragees zu haben.

Was gibt es zu beachten?
Nicht zu niedrig dosieren. Die besten Therapie-
ergebnisse erzielt man mit einer Dosis von 300 mg
Trockenextrakt.
Mit den als Gemüse konsumierten Artischockenböden
sind keine arzneilich wirksame Dosen zu erzielen, da
nur in den Blättern der Pflanze eine ausreichende
Menge an Wirkstoffen vorhanden ist.

→ **Gallenbeschwerden**, → **Leberbelastung**

Baldrian (Valeriana officinalis)

Wirksame Inhaltsstoffe
Valepotriate, ätherisches Öl

Wirkung
Beruhigend, ausgleichend, schlaffördernd. Pflanzliches Schlafmittel, das die Konzentration nicht beeinträchtigt. Kann auch längerfristig genommen werden.

Fertigarzneimittel
Allein oder in Kombination mit Hopfen, Melisse oder Johanniskraut wird Baldrian vor allem als Dragees oder in Form von Kapseln angeboten.

Was gibt es zu beachten?
Wegen des bitteren Geschmacks von Baldrian sind Dragees leichter einzunehmen als Tinktur oder Tee.

→ Nervosität, → Schlafstörungen

Bärentraube (Arctostaphylos uva-ursi)

Wirksame Inhaltsstoffe
Hydrochinonglykoside, vor allem Arbutin

Wirkung
Entzündungshemmend, antibakteriell. Hilft gegen Infektionen und Entzündungen der unteren Harnwege. Maximale Wirkung nach 3 bis 4 Stunden.

Fertigarzneimittel
Alleine oder in Kombination mit wassertreibenden Heilpflanzen wie Birke, Wacholder, Brennessel u.ä. werden Präparate aus der Bärentraube in Form von Dragees oder als Lösung angeboten.

Was gibt es zu beachten?
Die Heilpflanze wirkt nur im alkalischen Harn. Bei Einnahme von Präparaten mit Bärentraube sollte man daher auf Medikamente, die den Harn sauer machen, verzichten. Das ist nicht unproblematisch, weil sich Bakterien, die Harnwegsinfektionen verusachen, im alkalischen Harn besser vermehren.

→ Harnwegsinfektion

B

Beinwell (Symphytum officinale)

Wirksame Inhaltsstoffe
Allantoin, Gerbstoffe, Schleim, Pyrrolizidin-Alkaloide

Wirkung
Beschleunigt die Wundheilung, steigert die Hautdurchblutung. Beinwellsalben werden auch bei »offenen Beinen« empfohlen.

Fertigarzneimittel
Beinwell ist vor allem in Salben mit Kamille, Arnika oder Ringelblume enthalten.

Was gibt es zu beachten?
Beinwell ist ausschließlich für die äußerliche Anwendung bestimmt. Bei Einnahme können Pyrrolizidin-Alkaloide des Beinwells krebserregend wirken.

→ **Venenleiden (offenes Bein), → Wunden**

Benediktenkraut (Cnicus benedictus)

Wirksame Inhaltsstoffe
Bitterstoffe wie Cnicin, ätherisches Öl, Flavonoide

Wirkung
Fördert die Produktion von Speichel und Magensaft, steigert dadurch Appetit und verbessert die Verdauung. Unterstützt außerdem die Gallenproduktion.

Fertigarzneimittel
Auszüge aus Benediktenkrautblättern werden vor allem in Kombination mit anderen Bitterstoffpflanzen wie z. B. Enzian, Tausendgüldenkraut oder Wermut als Kapseln, Tabletten oder Tees angeboten.

Was gibt es zu beachten?
Präparate aus Bitterstoffpflanzen etwa eine halbe Stunde vor der Mahlzeit einnehmen, so können sie am besten wirken. Wegen des bitteren Geschmacks ist Benediktenkraut in Kapseln oder Tabletten leichter einzunehmen, als in Form von Tees oder Tinkturen.

→ **Appetitlosigkeit, → Verdauungsschwäche**

Bienenprodukte

B

Bienen produzieren verschiedene Substanzen, die arzneilich genutzt werden: Apisinum (Bienengift), Blütenpollen, Gelée royale (Bienenköniginnenfuttersaft), Propolis (Bienenharz).

Wirkung

Die Wirksamkeit der Bienenprodukte ist wenig erforscht, die optimale Dosis nicht bekannt. Bienenprodukte sind vor allem in Kombinationspräparaten enthalten.

Apisinum (Bienengift), Blütenpollen

(Inhaltsstoffe: Proteine, Melittin, Histidin, Histamin) Bienengift und die von Bienen gesammelten Blütenpollen werden in homöopathischen Medikamenten, die gegen Allergien empfohlen werden, verarbeitet.

Gelée royale

(Inhaltsstoffe: Vitamin B-Komplex, Enzyme, Biopterin, kortikosteroidartige Substanzen, Proteine) wird traditionell zur allgemeinen Stärkung empfohlen.

Propolis

(Inhaltsstoffe: Wachs, Benzencarbon- und Phenylacrylsäuren, Flavonoide) wird traditionell in Salben gegen Wunden und Ekzeme verwendet.

→ **Abwehrschwäche,** → **Allergie,**
→ **Erschöpfungszustände**

Birke (Betula pendula)

Wirksame Inhaltsstoffe

Flavonoide, vor allem Hyperosid

Wirkung

Harntreibend, geeignet zur Durchspülungstherapie bei Entzündungen und Infektionen der Harnwege und bei Nierenproblemen. Auch Kombinationspartner von Brennessel oder Weidenrinde in Präparaten gegen rheumatische Beschwerden, um die Ausscheidung von rheumaauslösenden Stoffwechselprodukten zu fördern.

B

Fertigarzneimittel
Gegen Harnwegsbeschwerden sind Kombinationspräparate, z. B. mit Bärentraube und Goldrute – vor
allem Tees und Kapseln – geeigneter als Einzelpräparate. Birke ist in den meisten mitenthalten.

Was gibt es zu beachten?
Zur Durchspülungstherapie ist viel Flüssigkeit nötig.
Begleitend zur medikamentösen Therapie muß deshalb
vermehrt getrunken werden.

→ **Übergewicht,**
→ **Harnwegsinfektion,**
→ **rheumatische Beschwerden**

Bitterklee (Menyanthes trifoliata)

Wirksame Inhaltsstoffe
Bitterstoffe wie Foliamenthin, Flavonoide, Triterpene

Wirkung
Starke Förderung der Magensaftproduktion, daher
stark appetitanregend.
Wird besonders älteren Menschen empfohlen.

Fertigarzneimittel
Bitterklee dient vor allem als Kombinationspartner.
Er ist in Präparaten gegen Appetitlosigkeit und
Verdauungsschwäche – in Tabletten, Kapseln oder
Tinkturen – zu finden. Häufig zusammen mit Enzian,
Benediktenkraut und Wermut.

Was gibt es zu beachten?
Präparate aus Bitterstoffdrogen sollten etwa eine halbe
Stunde vor der Mahlzeit eingenommen werden, so
können sie am besten ihre Wirkung entfalten.
Wegen des bitteren Geschmacks ist Bitterklee in
Kapseln oder Tabletten leichter einzunehmen, als in
Form von Tees oder Tinkturen.

→ **Appetitlosigkeit,**
→ **Verdauungsschwäche**

Bittersüß (Solanum dulcamara)

Wirksame Inhaltsstoffe
Steroidalkaloide, Steroidsaponine

Wirkung
Entzündungshemmend, desinfizierend. Wird zur Behandlung von Hautentzündungen und Ekzemen unterschiedlicher Ursache empfohlen.

Fertigarzneimittel
Zur äußerlichen Anwendung einzeln oder kombiniert mit Kamille ist Bittersüß in Salben oder Lösungen enthalten.

Was gibt es zu beachten?
Früher wurde Bittersüß auch zur innerlichen Anwendung bei chronischen Hautproblemen und bei Rheuma empfohlen. Die im Bittersüß enthaltenen Steroide sind mit Kortison verwandt. Sie haben daher ähnliche Heilwirkungen wie dieser Stoff, können aber auch vergleichbare Nebenwirkungen verursachen. Allerdings nur bei innerlicher Anwendung, die äußerliche Anwendung gilt dagegen als nebenwirkungsfrei.

→ **Ekzeme**

Brennessel (Urtica dioica)

Wirksame Inhaltsstoffe
Triterpene, Sterole, biogene Amine wie z. B. Histamin in den Brennhaaren

Wirkung
Harntreibend, daher geeignet zur Durchspülungstherapie bei Entzündungen und Infektionen der Harnwege sowie bei Nieren- und Prostataproblemen.
In neueren Untersuchungen haben sich hochdosierte Brennesselpräparate außerdem auch bei rheumatischen Beschwerden als wirksam gezeigt. Nach Vorstellung der Naturmedizin bewirkt Brennessel eine Entschlackung, die zur Umstellung im Stoffwechsel führt.

B

Fertigarzneimittel
Als Bestandteil von Kombinationspräparaten gegen
Harnwegs- und Nierenbeschwerden (Tees oder Kapseln) wird Brennessel vor allem mit Birke, Bärentraube
und Wacholder kombiniert. Zur Rheumatherapie
sind vor allem hochdosierte Monopräparate (ohne
Kombination mit anderen Heilmitteln) aus Brennessel
geeignet.

Was gibt es zu beachten?
Zur Durchspülungstherapie ist viel Flüssigkeit nötig.
Begleitend zur medikamentösen Therapie muß deshalb
vermehrt getrunken werden.

→ **Übergewicht,**
→ **Harnwegsinfektion,**
→ **Nierenbeschwerden,**
→ **Prostatabeschwerden,**
→ **rheumatische Beschwerden**

Buchweizen (Fagopyrum exculentum)
Wirksame Inhaltsstoffe
Flavonoide, vor allem Rutin, Fagopyrin, Gerbstoffe

Wirkung
Verbessert die Spannungskraft der Gefäße, vor allem
der Venen und fördert ihre Elastizität. Dichtet Gefäßwände ab, wirkt abschwellend. Ist deshalb vor allem zur
Vorbeugung von Venenerkrankungen geeignet.

Fertigarzneimittel
Meist als Monopräparat (ohne Kombination mit anderen Heilmitteln) in Form von Tabletten zu haben.

Was gibt es zu beachten?
Buchweizen ist, im Unterschied beispielsweise zur Roßkastanie, die ähnliche Wirkungen hat, wissenschaftlich
wenig untersucht. Seine Wirksamkeitsbelege beruhen
bisher ausschließlich auf Erfahrungen.

→ **Venenleiden**

Darmflora-Präparate

E

Wirksame Inhaltsstoffe

Escherichia coli, Lactobacillus acidophilus und andere
Keime der natürlichen Darmflora

Wirkung

Die Darmbesiedelung mit natürlichen Keimen wird
günstig beeinflußt und dabei die Verdauung und die
Immunabwehr verbessert. Der menschliche Darm wird
normalerweise von 100–400 verschiedenen Bakterien-
arten besiedelt. Wenn die natürliche Zusammensetzung
dieser Keime aus dem Gleichgewicht gerät, gibt es
Verdauungsprobleme. Als Folge davon arbeitet auch
die Abwehr nicht mehr richtig. Deshalb sowohl bei
Verdauungsproblemen und beim Darmpilz als auch bei
Allergien und Abwehrschwäche empfohlen.

Fertigarzneimittel

Präparate zur Darmsanierung (Symbioselenkung)
werden als Kapseln oder Tropfen angeboten und vor
allem für die Therapie beim Kind empfohlen.

→ Abwehrschwäche, → Allergie,
→ Durchfall, → Verstopfung

Efeu (Hedera helix)

Wirksame Inhaltsstoffe

Triterpensaponine, v. a. Hederacoside, Flavonglykoside

Wirkung

Krampflösend, auswurffördernd, steigert die Sekretproduktion. Bewährtes Hustenmittel, wirksam auch gegen
trockenen Husten und Keuchhusten.

Fertigarzneimittel

Gegen Husten werden Extrakte entweder nur aus Efeu
oder mit Thymian als Saft, Tropfen oder Dragees angeboten. Efeu ist auch in den meisten breit angelegten
Erkältungspräparaten mitenthalten.

→ Erkältungen (Husten)

E

Eleutherokokkus (Eleutherococcus senticosus)

Wirksame Inhaltsstoffe
Triterpensaponine, Lignane, Eleutheroside

Wirkung
Allgemein kräftigend, belebend, verbessert den Allgemeinzustand und hebt die Stimmungslage, steigert die Widerstandsfähigkeit, beugt vorzeitigen Alterungserscheinungen vor.
Eleutherokokkus wird auch Taigawurzel genannt. Seine Wirkung ist ähnlich wie die des Ginsengs, nur etwas schwächer.

Fertigarzneimittel
Als Monopräparate (ohne Kombination mit anderen Heilmitteln) werden Eleutherokokkus-Extrakte vor allem in Form von Kapseln oder Tonika angeboten.

→ **Abwehrschwäche,**
→ **Erschöpfungszustände**

Enzian (Gentiana lutea)

Wirksame Inhaltsstoffe
Bitterstoffe

Wirkung
Verdauungsfördernd, appetitanregend, steigert die Magensaftproduktion und die Speichelproduktion.

Fertigarzneimittel
Die meisten Enzian-Präparate sind Kombinationsmittel aus mehreren Bitterstoffdrogen. Häufige Kombinationspartner des Enzians sind Chinabaum, Tausendgüldenkraut, Wermut.

Was gibt es zu beachten?
Enzian ist die stärkste Bitterstoffdroge unter den Heilpflanzen. Trotzdem reizt er den Magen nicht.

→ **Appetitlosigkeit**

Enzyme

Inhaltsstoffe

Bromelain, Papain, Trypsin, Pankreatin und andere
Enzyme, die aus Pflanzen (z. B. Ananas) oder aus
tierischen Organen gewonnen werden

Wirkung

Enzyme erleichtern den Abbau von schädlichen Stoffwechselprodukten im Blut und im Gewebe und wirken
vor allem an den Schleimhäuten entzündungshemmend.
Sie werden bei Schwellungen und Entzündungen verwendet, nach Verletzungen, bei rheumatischen
Beschwerden, nach einer Zahnextraktion und gegen
Entzündungen der Atemwege bei einer Erkältung.

Fertigarzneimittel

Es gibt Präparate mit einem Enzym und solche, die
ein Enzymgemisch beinhalten. In der Wirksamkeit gibt
es zwischen ihnen sowie zwischen pflanzlichen und
tierischen Enzymen keine Unterschiede. Entscheidend
ist alleine die Dosis: Je höher, desto wirkungsvoller.

Was gibt es zu beachten?

Da für die Wirkung die Dosis am wichtigsten ist, sollten nur hochdosierte Präparate verwendet werden.

→ Erkältung, → rheumatische Beschwerden,
→ Verletzungen

Eukalyptus (Eucalyptus globulus)

Wirksame Inhaltsstoffe

Ätherisches Öl

Wirkung

Auswurffördernd, steigert die Sekretproduktion der
Atemorgane, desinfizierend. Bewährtes Mittel bei
Infektionen der Atemwege.

Fertigarzneimittel

Eukalyptus ist in vielen Erkältungsmitteln enthalten, in
Tropfen, Salben, Badezusätzen und Einreibungen.

F

Was gibt es zu beachten?

Ätherische Öle sind leicht flüchtig, bei der Aufbewahrung der Medikamente daher die Packung gut verschließen. Bei Kleinkindern nicht in der Nähe der Nase äußerlich auftragen, ätherische Öle können Atemprobleme verursachen.

→ Erkältung

Fenchel (Foeniculum vulgare)

Wirksame Inhaltsstoffe

Ätherisches Öl mit Anethol und Fenchon

Wirkung

Wirkt gegen Blähungen, löst Verkrampfungen im Magen-Darm-Bereich und in den Atemwegen.

Fertigarzneimittel

Dient meistens als Kombinationsmittel, vor allem in Magen-Darm-Tees und Tropfen, ist aber auch in vielen Hustenpräparaten enthalten.

→ Bauchschmerzen, → Magenprobleme,
→ Reizdarm, → Erkältung

Fischöl

Wirksame Inhaltsstoffe

Ungesättigte Fettsäuren, vor allem die Omega-3-Fettsäuren

Wirkung

Fischöle senken erhöhte Blutfett-Konzentrationen und beugen damit einer Arteriosklerose vor.

Fertigarzneimittel

Wird als Einzelmittel in Kapselform angeboten.

Was gibt es zu beachten?

Während es für die Wirkung des Fischöls zahlreiche wissenschaftliche Belege gibt, liegen mit der Anwendung des → Sojaöls nur Erfahrungsberichte vor.

→ Arteriosklerose

Ginkgobaum (Ginkgo biloba)

G

Wirksame Inhaltsstoffe
Flavonoide, Ginkgolide

Wirkung
Verbessert die gestörte Durchblutung des Gehirns und der Extremitäten. Wo Konzentrationsschwäche und nachlassende Gedächtnisleistung, Schwindel oder Ohrensausen durch Mangeldurchblutung verursacht werden, kann Gingko helfen. Die Therapie muß über mehrere Monate durchgehalten werden.

Fertigarzneimittel
Ginkgo-Spezialextrakte werden in Form von Tropfen, Kapseln oder Dragees angeboten. Auch in Kombinationsmitteln, meist aber in sehr niedriger Dosis.

Was gibt es zu beachten?
Beim Ginkgo kommt es auf die Dosis an. Empfohlen wird eine Tagesdosis von 100 mg Trockenextrakt.

→ **Durchblutungsstörungen,**
→ **Konzentrationsschwäche**

Ginseng (Panax ginseng)

Wirksame Inhaltsstoffe
Ginsengoide, ätherisches Öl

Wirkung
Kräftigend, belebend, verbessert den Allgemeinzustand und die Stimmung, steigert eingeschränkte Leistungsfähigkeit, beugt vorzeitigen Alterungserscheinungen vor. In Asien gilt Ginseng als Potenzmittel.

Fertigarzneimittel
Ginseng-Extrakte werden als Monopräparate (ohne Kombination mit anderen Heilmitteln) vor allem als Kapseln und Dragees angeboten. Ginseng ist mit anderen Substanzen in Tonika enthalten, die der allgemeinen Kräftigung dienen sollen. Die meisten Tonika sind jedoch so niedrig dosiert, daß sie kaum ihre Wirkung entfalten können.

G

Was gibt es zu beachten?
Bei Überdosierung können Nebenwirkungen wie
Nervosität und Bluthochdruck auftreten.

→ **Erschöpfungszustände,**
→ **Konzentrationsschwäche**

Goldrute (Solidago virgaurea)

Wirksame Inhaltsstoffe
Flavonoide, Saponine

Wirkung
Ausschwemmend, antientzündlich, krampflösend.
Ideal bei Entzündungen der Harnwege und zur Begleittherapie bei Nierenbeschwerden. Goldrute eignet sich
als vielseitiges Heilmittel auch gut zur Kombination
mit anderen Heilpflanzen.

Fertigarzneimittel
Als Monopräparate (ohne Kombination mit anderen
Heilmitteln) werden Goldrutenextrakte in Form von
Kapseln, Tropfen oder Tabletten angeboten. Als
Kombinationspartner von Birke, Bärentraube,
Wacholder oder Brennessel ist Goldrute in Präparaten
gegen Nieren- und Harnwegsprobleme vorhanden.

→ **Harnwegsinfektion,** → **Nierenbeschwerden**

Hefen (Faex medicinalis)

Wirksame Inhaltsstoffe
Saccharomyces cerevisiae, B-Vitamine.

Wirkung
Hemmt das Wachstum krankmachender Keime im
Darm, fördert die Regeneration der natürlichen Darmflora. Eine Darmsanierung ist sowohl bei Verdauungs-
als auch bei Hautproblemen und zur immunologischen
Umstellung sinnvoll, denn wenn die natürliche Darmflora aus dem Gleichgewicht gerät, arbeitet auch die
körpereigene Abwehr nicht mehr optimal.

Fertigarzneimittel

Präparate, die Saccharomyces cerevisiae enthalten, werden zur kurzfristigen Therapie beim Durchfall empfohlen. Bei langfristiger Einnahme helfen sie gegen Hautunreinheiten und Akne.

→ **Durchfall**, → **Hautunreinheiten**

Hopfen (Humulus lupus)

Wirksame Inhaltsstoffe

Bitterstoffe, vor allem Humulon und Lupulon, ätherisches Öl

Wirkung

Entspannt und beruhigt das Nervensystem

Fertigarzneimittel

Wegen seiner milden Wirkung wird Hopfen nur als Kombinationspartner vor allem vom Baldrian verwendet. Ist in Tees, Tropfen, Dragees und Kapseln zu finden.

→ **Nervosität**, → **Schlafstörungen**

Ingwer (Zingiber officinale)

Wirksame Inhaltsstoffe

Ätherisches Öl mit den Hauptbestandteilen Zingiberen und Zingiberol, Gingerole, die den scharfen Geschmack verursachen

Wirkung

Steigert den Appetit und verbessert die Verdauungsarbeit des Magens, indem es die Abgabe von Speichel und Magensaft steigert und gleichzeitig die Spannkraft des Magens erhöht. Dämpft Brechreiz.

Fertigarzneimittel

Ingwer wird vor allem in Kombinationspräparaten als Zusatz zu stärkeren Heilpflanzen wie z. B. Enzian verwendet. Er ist in vielen Dragees, Kapseln oder Tropfen gegen Magenverstimmungen und Verdauungsbeschwerden enthalten.

Was gibt es zu beachten?

Da Ingwer den Brechreiz mindert, wird er auch gegen Reisekrankheit und bei Verstimmungen des Verdauungstraktes auf Reisen empfohlen.

→ **Appetitlosigkeit,**
→ **Verdauungsschwäche**

Johanniskraut (Hypericum perforatum)

Wirksame Inhaltsstoffe

Hypericin, Hyperforin

Wirkung

Johanniskraut ist ein hochwirksames Antidepressivum. Es entspannt und hebt die Stimmung ohne dabei Nebenwirkungen wie Abhängigkeit oder Beeinträchtigung des Reaktionsvermögens zu erzeugen. Im Gegenteil, Johanniskraut hilft, wo Nervosität zu Konzentrationsproblemen führt, die geistige Kraft wiederherzustellen.

Fertigarzneimittel

Als Monopräparate (ohne Kombination mit anderen Heilmitteln) werden Trockenextrakte aus Johanniskraut in Form von Dragees angeboten.

Johanniskraut wird auch als Kombinationspartner verwendet, vor allem in Präparaten gegen Nervosität und Schlafstörungen.

Die häufigsten Kombinationen enthalten Baldrian und Melisse.

Was gibt es zu beachten?

Bei der Behandlung einer depressiven Verstimmung muß Johanniskraut hochdosiert (300 bis 900 mg täglich) und langfristig (4 bis 12 Wochen) eingenommen werden. Seine Wirkung entfaltet es erst einige Tage nach Therapiebeginn.

→ **depressive Verstimmung,**
→ **Konzentrationsschwäche,** → **Nervosität,**
→ **Schlafstörungen**

Kamille (Matricaria chamomilla)

K

Wirksame Inhaltsstoffe

Ätherisches Öl, Chamazulen, Flavonoide, Schleimstoffe

Wirkung

Der Vielfalt der Inhaltsstoffe dieser Pflanze entspricht die Vielfalt ihrer Wirkungen. Im Magen-Darm-Trakt wirkt Kamille entzündungshemmend, krampflösend und unterstützt die Regeneration der Schleimhaut. Äußerlich aufgetragen verbessert sie den Hautstoffwechsel, wirkt antientzündlich und desinfizierend.

Fertigarzneimittel

Präparate nur aus Kamille gibt es in allen Zubereitungen – sowohl für die innerliche als auch für äußerliche Anwendung. Außerdem ist Kamille in den meisten Heilsalben und in vielen Magen-Darm-Präparaten als Kombinationspartner vorhanden. Wegen ihrer günstigen Wirkung auf Schleimhäute ist sie auch in vielen Badezusätzen zu finden.

→ Ekzeme, → Erkältungen, → Magenprobleme, → Übelkeit, → Wunden

Kampfer (Cinnamomum camphora)

Wirksame Inhaltsstoffe

Kampfer

Wirkung

Stimuliert den Kreislauf, steigert die Hautdurchblutung, wirkt dadurch entkrampfend und schmerzlindernd auch bei rheumatischen Beschwerden, entspannt die Atemwege, Erkältungen klingen schneller ab.

Fertigarzneimittel

Zur äußerlichen Anwendung gibt es Kampfer auch als Einzelpräparat, meistens ist er aber ein Kombinationspartner in vielen Salben, Gels, Balsamen oder Sprays gegen rheumatische Beschwerden. In Erkältungspräparaten spielt er eine ergänzende Rolle. Gegen Kreislaufschwäche in Bädern und als Riechsalz bewährt.

K

Was gibt es zu beachten?
Keine innerliche Anwendung des reinen Kampfers, da er leicht Vergiftungserscheinungen hervorrufen kann.

→ Erkältung, → Kreislaufstörungen,
→ rheumatische Beschwerden

Kava-Kava (Piper methysticum)

Wirksame Inhaltsstoffe
Harze, vor allem Kavain

Wirkung
Angstlösend, entspannend. Kava-Kava wird zur Therapie von Angstzuständen und als Zusatztherapie bei depressiven Verstimmungen empfohlen.

Fertigarzneimittel
Nur wenige Kava-Kava-Präparate gibt es ohne Kombination mit anderen Heilmitteln. Häufiger wird Kava-Kava mit Johanniskraut oder Baldrian in Dragees, Tropfen oder Kapseln kombiniert.

Was gibt es zu beachten?
Zur Monotherapie (ohne Kombination mit anderen Heilmitteln) von Angstzuständen ist eine Dosis von täglich etwa 300 mg Trockenextrakt nötig.
Hochdosiertes Kava-Kava kann die Wirkung von Alkohol verstärken und das Reaktionsvermögen herabsetzen.

→ depressive Verstimmung (Angst)

Kiefer (Pinus mugo)

Wirksame Inhaltsstoffe
Ätherisches Öl

Wirkung
Das ätherische Öl aus der Kiefer wirkt krampflösend, so daß angespannte Atemwege freier werden. Die verstärkte Durchblutung wirkt schmerzlindernd, dadurch hilft es bei Rheumaschmerzen. Es wird nur zum äußerlichen Gebrauch verwendet.

Fertigarzneimittel

Als Bestandteil von Salben, Balsamen oder Inhalationslösungen ist Kiefer, oft kombiniert mit anderen Heilpflanzen, zur äußerlichen Anwendung bei Erkältungen und rheumatischen Beschwerden geeignet.

Was gibt es zu beachten?

Ätherische Öle sind leicht flüchtig, bei der Aufbewahrung der Medikamente daher die Packung gut verschließen. Bei Kleinkindern nicht in der Nähe der Nase äußerlich auftragen, ätherische Öle können Atemprobleme auslösen.

→ Erkältung, → rheumatische Beschwerden

Knoblauch (Allium sativum)

Wirksame Inhaltsstoffe

Allicin

Wirkung

Cholesterinsenkend, mild blutdrucksenkend, verbessert die Fließfähigkeit des Blutes, desinfizierend. Je höherer die Dosis ist, desto stärker ist die Wirkung.

Fertigarzneimittel

In Monopräparaten (ohne Kombination mit anderen Heilmitteln) gibt es Knoblauch als Trockenextrakt oder als Ölmazerat (Kaltauszug in Öl). Trockenextrakte haben eine bessere Wirksamkeit. Manchmal wird Knoblauch zur Vorbeugung von Herz-Kreislauf-Erkrankungen auch mit Weißdorn oder Mistel kombiniert.

Was gibt es zu beachten?

Zur Monotherapie (ohne Kombination mit anderen Heilmitteln) ist eine Dosis von täglich mindestens 300 mg Trockenextrakt nötig.

Frischer Knoblauch erzeugt bekanntlich Mund- und Körpergeruch. Auch bei der Einnahme hochdosierter Knoblauch-Präparate ist diese Nebenwirkung – wenn auch abgeschwächt – nicht ganz zu vermeiden.

→ Arteriosklerose, → Durchblutungsstörungen

K

Kümmel (Carum carvi)

Wirksame Inhaltsstoffe
Ätherisches Öl mit Carvon

Wirkung
Krampflösend vor allem im Magen-Darm-Bereich, besonders gut wirksam gegen Blähungen.

Fertigarzneimittel
In vielen Tropfen und Tabletten, die für die Therapie von akuten Verdauungsbeschwerden bestimmt sind, ist Kümmel enthalten, als Kombinationspartner von Anis, Fenchel, Kamille oder Pfefferminze.

Was gibt es zu beachten?
Kümmelpräparate eignen sich besonders gut für die Behandlung von Blähungen bei Kindern, weil auch hohe Konzentrationen gut vertragen werden.

→ **Bauchschmerzen**, → **Magenprobleme**,
→ **Reizdarm**

Kürbis (Curcubita pepo)

Wirksame Inhaltsstoffe
Phytosterole, vor allem Beta-Sitosterin

Wirkung
Kräftigt die Blasenmuskulatur, erleichtert bei einer vergrößerten Prostata die Harnausscheidung. Kürbis-samenpräparate sind für die Therapie der Blasen-schwäche und für die Langzeitbehandlung von Prostatabeschwerden im Alter geeignet.

Fertigarzneimittel
Kürbiskernextrakte sind meist Präparate ohne Kombi-nation mit anderen Heilmitteln, die in Form von Kap-seln oder Granulat angeboten werden.

Was gibt es zu beachten?
Kürbiskernpräparate für Dauertherapie geeignet.

→ **Blasenschwäche, Reizblase**
→ **Prostatabeschwerden**

Linde (Tilia cordata)

Wirksame Inhaltsstoffe
Flavonoide, Schleim

Wirkung
Schweißtreibend. Wird für Schwitzkuren bei Erkältung empfohlen.

Fertigarzneimittel
Lindenblüten sind vor allem den meisten Erkältungstees beigemischt. Auch der reine Lindenblütentee ist für eine Schwitzkur geeignet.

→ Erkältung,
→ Schwitzen

Löwenzahn (Taraxacum officinale)

Wirksame Inhaltsstoffe
Sesquiterpenlacton-Bitterstoffe, Triterpene, Kalium

Wirkung
Steigert die Gallensekretion, unterstützt die Magentätigkeit, appetitanregend, harntreibend.
Löwenzahn wird vor allem bei Störungen der Verdauungsorgane verwendet.
Wegen seiner breiten Wirkung – er fördert die allgemeine Ausscheidung – wird er aber auch zur Entschlackung und Blutreinigung empfohlen.

Fertigarzneimittel
Löwenzahn wird einzeln oder in Kombination vor allem mit Enzian, Pfefferminze, Schafgarbe oder Wermut in Form von Tees, Tropfen oder Tabletten angeboten.
Er ist auch in einigen Rheumamitteln zu finden.

→ Appetitlosigkeit,
→ Gallenbeschwerden,
→ rheumatische Beschwerden,
→ Verdauungsschwäche

M

Mariendistel (Silybum marianum)

Wirksame Inhaltsstoffe

Silymarin, dessen wichtigster Bestandteil Silibinin ist

Wirkung

Beschleunigt die Regeneration von Leberzellen bei Belastung z. B. durch eine Infektion, wirkt Vergiftungen (Alkohol, Knollenblätterpilz) entgegen.

Fertigarzneimittel

Die meisten Präparate aus der Mariendistel sind Präparate ohne Kombinationen mit anderen Heilmitteln, die in Form von Dragees, Tropfen oder Kapseln angeboten werden. Je höher die Dosis, desto besser die Wirkung.

Was gibt es zu beachten?

Bei der Dosierung kommt es vor allem auf den Silymarin- bzw. Silibinin-Gehalt des Präparates an. Die Tagesdosis sollte nicht unter 150 mg Silibinin bzw. 300 mg Silymarin liegen.

→ **Leberbelastung**

Melisse (Melissa officinalis)

Wirksame Inhaltsstoffe

ätherisches Öl

Wirkung

Beruhigend, krampflösend, schlaffördernd. Hilft bei Nervosität und gegen Beschwerden, die mit Nervosität zusammenhängen wie Magenprobleme oder Schlafstörungen.

Fertigarzneimittel

Melisse dient vor allem als Kombinationspartner. In Mitteln gegen nervöse Störungen wird sie mit Baldrian oder Johanniskraut kombiniert. Präparaten, die gegen Magenprobleme und Übelkeit helfen sollen, ist sie zusammen mit Kamille und Pfefferminze beigemischt.

→ **Magenprobleme,** → **Nervosität,**
→ **Schlafstörungen,** → **Übelkeit**

Mistel (Viscum album)

Wirksame Inhaltsstoffe

Lectine, Flavonoide, biogene Amine

Wirkung

Leicht blutdrucksenkend, regt die körpereigene Abwehr an, harmonisiert das Befinden. Wegen der abwehrsteigernden Wirkung wird Mistel als Zusatztherapie bei Krebs verwendet.

Da sie neben einer leichten blutdrucksenkenden Wirkung auch das allgemeine Befinden von Patienten mit Kreislaufproblemen verbessert, ist sie nicht nur in Mitteln gegen hohen Blutdruck, sondern auch Präparaten gegen zu niedrigen Blutdruck zu finden.

Fertigarzneimittel

Als Dragees, Saft oder Tabletten ist Mistel alleine oder in Kombination mit Weißdorn als Kreislaufmittel erhältlich. In der Krebstherapie werden Mistelextrakte in Form von Spritzen vom Arzt verabreicht.

Was gibt es zu beachten?

Bei der Herstellung der Mistelpräparate werden zum Teil unterschiedliche Verfahren angewandt. Das führt dazu, daß in den einzelnen Präparaten unterschiedliche Wirkstoffe verschieden stark vertreten sind. Da sich die Wissenschaft aber noch nicht einig ist, welche Inhaltsstoffe der Mistel die Abwehrsteigerung bewirken, ist ein Vergleich der Präparate nur schwer zu führen.

→ **Abwehrschwäche**, → **Kreislaufstörungen**

Mönchspfeffer (Vitex agnus castus)

Wirksame Inhaltsstoffe

Iridoide wie Agnusid und Acubin, Flavonoide

Wirkung

Harmonisiert über die Beeinflussung der Hirnanhangsdrüse den weiblichen Hormonhaushalt. Wird deshalb gegen Menstruationsbeschwerden und bei Wechseljahrbeschwerden empfohlen.

P

Fertigarzneimittel
Mönchspfeffer als Alkohol-Auszug in Form von
Tropfen, Tinkturen aber auch als Dragees meist zur
Monotherapie (ohne andere Heilmittel) erhältlich.

→ **Menstruationsbeschwerden,**
→ **Wechseljahrbeschwerden**

Pfefferminze (Mentha piperita)

Wirksame Inhaltsstoffe
Ätherisches Öl, Menthol, Gerbstoffe, Flavonoide

Wirkung
Eine der vielseitigsten Heilpflanzen zur äußerlichen
und innerlichen Anwendung. Wirkt gegen sehr
unterschiedliche Beschwerden: gegen Erkältungen,
Verdauungsprobleme, Kopfschmerzen.
Menthol ist stark krampflösend und schmerzlindernd,
äußerlich aufgetragen bewirkt es an Haut und Schleimhäuten eine Kühlung. Pfefferminzöl wirkt außerdem
desinfizierend – äußerlich auf der Haut und innerlich
im Darm. Bei innerlicher Anwendung regt es den
Gallenfluß an und wirkt Blähungen entgegen.

Fertigarzneimittel
Pfefferminze wird als Tee, Lösung oder Öl, als Tropfen,
Dragees, Kapseln oder Tinkturen, für innerliche oder
äußerliche Anwendung, einzeln oder in Kombination
mit zahlreichen anderen Heilpflanzen angeboten.

Was gibt es zu beachten?
Ätherische Öle sind leicht flüchtig, bei der Aufbewahrung der Medikamente daher die Packung gut verschließen. Bei Kleinkindern sollte das reine Öl nicht in
der Nähe der Nase äußerlich aufgetragen werden, es
könnte Atemprobleme auslösen.

→ **Bauchschmerzen,** → **Erkältung,** → **Gallen-
beschwerden,** → **Menstruationsbeschwerden,**
→ **Reizdarm,** → **rheumatische Beschwerden,**
→ **Spannungskopfschmerzen,** → **Übelkeit**

Ringelblume (Calendula officinalis)

R

Wirksame Inhaltsstoffe
Ätherisches Öl, Flavonoide

Wirkung
Ringelblume wirkt entzündungshemmend, sie fördert das Wachstum des Bindegewebes unter der Haut und beschleunigt damit die Ausheilung von Verletzungen.

Fertigarzneimittel
Zur äußerlichen Anwendung sind Ringelblumenauszüge alleine oder in Kombination mit Arnika in zahlreichen Salben, Gels und Tinkturen zu finden.

→ Wunden

Rosmarin (Rosmarinus officinalis)

Wirksame Inhaltsstoffe
Ätherisches Öl, Gerbstoffe, Bitterstoffe

Wirkung
Kreislaufstimulierend, allgemeinbelebend, bei äußerlicher Anwendung steigert Rosmarin die Hautdurchblutung und wirkt dadurch entkrampfend und schmerzlindernd.
Auch rheumatische Beschwerden werden dadurch gelindert.

Fertigarzneimittel
Zur Rheumatherapie ist Rosmarin in Mitteln zur äußerlichen Anwendung zu finden.
Als Mittel gegen Kreislaufstörungen kann man Rosmarin für den innerlichen und den äußerlichen Gebrauch anwenden.
Rosmarin ist in Präparaten alleine oder in Kombination mit Mistel oder Kampfer, als Tee, Tonikum, Balsam oder Badezusatz erhältlich.

→ Kreislaufstörungen,
→ rheumatische Beschwerden,
→ Wetterfühligkeit

R

Roßkastanie (Aesculus hippocastanum)

Wirksame Inhaltsstoffe

Triterpensaponine, vor allem Aescin

Wirkung

Aescin strafft die Gefäßwände und dichtet sie gleichzeitig ab. Dadurch wirkt es Schwellungen und Gefäßstauungen entgegen.

Roßkastanienextrakte werden deshalb bei Hämorrhoiden, Venenleiden und bei stumpfen Verletzungen eingesetzt.

Fertigarzneimittel

Gegen Venenleiden werden vor allem Monopräparate (ohne Kombination mit anderen Heilmitteln) zum Einnehmen empfohlen.

Bei Verletzungen und gegen Hämorrhoiden eignen sich Kombinationspräparate zur äußerlichen Anwendung. Die häufigsten Kombinationspartner der Roßkastanie sind hier Arnika und Kamille.

→ **Hämorrhoiden,**
→ **Venenleiden,**
→ **Verletzungen**

Sägepalme (Serenoa repens)

Wirksame Inhaltsstoffe

Sitosterolglykosid

Wirkung

Strafft den Blasenhals und die Prostata, entzündungshemmend.

Extrakte aus der Sägepalme werden bei Blasenschwäche und Prostatabeschwerden empfohlen.

Fertigarzneimittel

Sägepalmfrüchten sind vor allem als Monopräparate (ohne Kombination mit anderen Heilmitteln) erhältlich. Als Dragees oder Tabletten sind Sägepalmpräparate zum Dauergebrauch geeignet.

Was gibt es zu beachten?
Sägepalmpräparate und Kürbispräparate wirken ähnlich und enthalten auch ähnliche Inhaltsstoffe. Die Wirkung von Kürbis ist aber wissenschaftlich besser belegt.

→ Blasenschwäche, Reizblase,
→ Prostatabeschwerden

Salbei (Salvia officinalis)

Wirksame Inhaltsstoffe
Ätherisches Öl, Gerbstoffe, Flavonoide

Wirkung
Bei äußerlicher Anwendung ist Salbei entzündungshemmend, desinfizierend und blutstillend. Er wirkt vor allem an Schleimhäuten. Äußerlich wird deshalb Salbei bei Zahnfleischproblemen, Erkältungen und Halsschmerzen verwendet. Bei innerlicher Anwendung verringert Salbei die Schweißbildung, z. B. in den Wechseljahren.

Fertigarzneimittel
Zur äußerlichen Anwendung wird Salbei vor allem als Kombinationspartner Erkältungspräparaten beigemischt. Zur innerliche Anwendung ist der Salbei-Tee am besten geeignet.

→ Erkältungen (Halsschmerzen),
→ Schwitzen

Schöllkraut (Chelidonium majus)

Wirksame Inhaltsstoffe
Alkaloide, hauptsächlich Chelidonin und Berberin

Wirkung
Krampflösend, schmerzlindernd, steigert die Produktion der Galle. Eignet sich deshalb vor allem für krampfartige Beschwerden im Verdauungstrakt, die auf Gallenprobleme zurückgehen.

S

Fertigarzneimittel
Schöllkraut wird entweder allein oder in Kombination
mit Artischocke, Curcuma, Erdrauch oder Wermut –
in Form von Dragees, Kapseln oder Tropfen –
gegen Verdauungsprobleme und gegen Gallenbeschwerden angewendet.

→ **Gallenbeschwerden**

Sojaöl
Wirksame Inhaltsstoffe
Ungesättigte Fettsäuren, Lecithin
Wirkung
Sojaöl wird vor allem zur allgemeinen Kräftigung und
zur Unterstützung des Nervensystems empfohlen.
Fertigarzneimittel
Wird entweder als Arzneimittel in Kapseln oder als Öl
zu Nahrungszwecken angeboten.
Was gibt es zu beachten?
Die Wirksamkeit auf das Nervensystem ist nicht belegt,
es liegen nur Erfahrungsberichte vor.

→ **Erschöpfungszustände,**
→ **Konzentrationsschwäche**

Sonnenhut, roter (Echinacea purpurea)
Wirksame Inhaltsstoffe
Echinacosid, Polyen- und Polyinverbindungen
Wirkung
Steigert die körpereigene Immunabwehr, bei
äußerlicher Anwendung wundheilend, entzündungshemmend. Echinaceapräparate eignen sich zur Therapie
von viralen Infektionen, Erkältungen und chronischen
Eiterungen. Auch bei Anfälligkeit und zur Vorbeugung
von Erkältungen und anderen Infektionen wird
Echinacea empfohlen

Fertigarzneimittel

Echinaceaextrakte sind in allen arzneilichen Formen zu haben, für die innerliche und die äußerliche Anwendung. Vor allem in Präparaten gegen akute Erkältungen wird Sonnenhut häufig mit zahlreichen anderen Heilpflanzen kombiniert.

Was gibt es zu beachten?

Zur Vorbeugung ist es sinnvoll, eine Intervalltherapie mit einem Echinaceaextrakt zu betreiben, d. h. jeweils nach drei bis vier Wochen Einnahme eine vierwöchige Pause einzulegen. Bei Langzeittherapie läßt sonst die immunstärkende Wirkung der Heilpflanze nach.
Für Personen, die an Krebs leiden oder eine Therapie bekommen, welche das Immunsystem beeinflußt, ist eine Selbstbehandlung mit Echinacea nicht geeignet.

→ **Abwehrschwäche,**
→ **Erkältungen**

Teufelskralle (Harpagophytum procumbens)

Wirksame Inhaltsstoffe

Iridoidglykoside, vor allem Harpagosid, Harpagid und Procumbid

Wirkung

Entzündungshemmend, schmerzstillend. Teufelskralle wird vor allem gegen rheumatische Beschwerden angewandt, sie kann aber auch bei Rückenschmerzen erfolgreich helfen.

Fertigarzneimittel

Teufelskrallepräparate, die gegen rheumatische Beschwerden helfen sollen, sind meist Monopräparate (ohne Kombination mit anderen Heilmitteln). Sie werden in Form von Kapseln, Dragees oder Tropfen angeboten.
Für die Wirkung des Teufelskrallepräparates ist die Dosierung des einzelnen Arzneimittels entscheidend. Sie wird nach dem Harpagosidgehalt errechnet.

T

Was gibt es zu beachten?

In den letzten Jahren hat die Forschung gezeigt, daß
Teufelskralle bei Rheumapatienten den Bedarf an neben-
wirkungsreichen Schmerzmitteln deutlich senken oder
überflüssig machen kann. Wichtig ist eine ausreichende
Dosis. Wirksamkeitsnachweise gibt es nur für
Dosierungen von 30 mg bis 50 mg Harpagosid am Tag.

→ **rheumatische Beschwerden**

Thymian, echter (Thymus vulgaris)

Wirksame Inhaltsstoffe

Ätherisches Öl mit Thymol, Bitterstoffe, Gerbstoffe.

Wirkung

Thymian wirkt krampflösend, schleimlösend und erleichtert den Auswurf. Deshalb ist er bei jeder Form
vom Husten wirksam, aber auch bei krampfartigen
Bauchbeschwerden.
Der Wirkstoff Thymol wirkt außerdem desinfizierend.

Fertigarzneimittel

Als Präparat ohne Kombination mit anderen Heilmitteln gibt es Thymian nur in Form von Tee.
In Kombination mit anderen Pflanzen werden
Thymianextrakte dagegen in zahlreichen Husten-
und Erkältungspräparaten angeboten: Als Tropfen,
Tabletten, Salben, flüssige Einreibungen, Inhalationen
oder Badezusätze. Der häufigste Kombinationspartner
des Thymians ist Efeu.

Was gibt es zu beachten?

Ätherische Öle kann man besonders gut inhalieren oder
auf die Haut auftragen. Sie sind aber leicht flüchtig –
bei der Aufbewahrung solcher Medikamente die
Packung gut verschließen.
Für Säuglinge und Kleinkinder ist eine Inhalations-
therapie mit Thymian ungeeignet, da das ätherische Öl
zu Atemproblemen führen kann.

→ **Erkältung**

Traubensilberkerze (Cimicifuga racemosa)

V

Wirksame Inhaltsstoffe

Triterpenglykoside

Wirkung

Wirkt auf den weiblichen Hormonhaushalt, gleicht
Östrogenmangel aus. Präparate aus Traubensilberkerze
werden deshalb bei klimakterischen Problemen und
gegen Menstruationsbeschwerden empfohlen.

Fertigarzneimittel

Traubensilberkerze wird vor allem als Monopräparate
(ohne Kombination mit anderen Heilmitteln) in Form
von Tabletten, Tropfen und Kapseln angeboten.

Was gibt es zu beachten?

Besonders im Klimakterium ist Traubensilberkerze eine
Alternative zur Hormonbehandlung.

→ **Menstruationsbeschwerden,**
→ **Wechseljahrbeschwerden**

Virginischer Zauberstrauch (Hamamelis virginiana)

Wirksame Inhaltsstoffe

Gerbstoffe, vor allem Hamamelitannin, ätherisches Öl,
Flavonoide

Wirkung

Verbessert die Arbeit der Venen, entzündungshemmend, desinfizierend

Fertigarzneimittel

Virginischer Zauberstrauch ist oft in Hämorrhoidal-
salben, -cremes und -zäpfchen, manchmal mit Roß-
kastanienextrakt ergänzt, zu finden. Salben mit Hamamelis haben sich auch in der Wundbehandlung bewährt. Hier wird die Heilpflanze meist mit Arnika oder
Kamille kombiniert. Zum Einnehmen bei Venenleiden
gibt es Dragees und Tropfen aus dem Virginischen
Zauberstrauch. Es sind Monopräparate oder Kombinationen mit Roßkastanie.

→ **Hämorrhoiden,** → **Venenleiden,** → **Wunden**

W

Wacholder (Juniperus communis)

Wirksame Inhaltsstoffe
Ätherisches Öl, Terpene

Wirkung
Regt die Niere zu einer vermehrten Wasserausscheidung an, wirkt dadurch entwässernd.

Fertigarzneimittel
Wacholderextrakte sind meist Bestandteil von Kombinationspräparaten, am häufigsten mit Goldrute oder Birke als Tropfen oder Dragees erhältlich.
Das Wacholderbeeröl gibt es auch einzeln in Kapseln.

Was gibt es zu beachten?
Da das ätherische Öl der Wacholderbeeren direkt auf die Niere wirkt, sollte man es nicht in höheren Dosen oder länger als vier Wochen ohne Pause nehmen, sonst kann es zu Nierenschäden kommen. Vorsicht auch in der Schwangerschaft!

→ **Harnwegsinfektion,**
→ **Nierenbeschwerden**

Weißdorn (Crataegus laevigata)

Wirksame Inhaltsstoffe
Oligomere Procyanidine, Flavonoide, biogene Amine

Wirkung
Erhöht die Herzleistung, steigert die Herzdurchblutung, verbessert die Durchgängigkeit der Herzgefäße, harmonisiert den Herzrhythmus. Weißdorn wird deshalb gegen nachlassende Herzkraft, Altersherz, bei Herzbeklemmung und gegen nervöses Herz empfohlen.

Fertigarzneimittel
Extrakte aus Weißdorn – auch mit Mistel, Arnika oder Maiglöckchen kombiniert – gibt es zum Einnehmen als Dragees, Tabletten, Tropfen oder Lösungen.

Was gibt es zu beachten?
Wissenschaftlich gut untersucht sind Monopräparate
(ohne Kombination mit anderen Heilmitteln) mit täglich 500 bis 900 mg Weißdornextrakt. Auch zur Vorbeugung, wenn noch keine Anzeichen für Herzbe-
schwerden vorliegen, sollte diese Dosis nicht unter-
schritten werden.

→ **Herzprobleme**

Wermut (Artemisia absinthium)

Wirksame Inhaltsstoffe
Bitterstoffe wie Absinthin, ätherisches Öl mit Thujon,
Flavonoide

Wirkung
Wirkt über die Geschmacksknospen der Zunge
appetitanregend, verbessert die Verdauungsarbeit
des Magens, steigert leicht die Gallenproduktion und
den Gallenfluß.

Fertigarzneimittel
Wermut ist in den meisten Präparaten, die zur Verdau-
ungsförderung und gegen Gallenbeschwerden bestimmt
sind, mit enthalten. Einzeln wird er wegen seines stark
bitteren Geschmacks nur selten angeboten.

Was gibt es zu beachten?
Die Wirksamkeit von Bitterstoffpflanzen hängt – weil
sie vor allem über die Zunge wirken – direkt mit deren
Bitterwert zusammen. Wermut ist ähnlich bitter wie
Enzian, gehört also zu den stark wirksamen Pflanzen.
Präparate aus Bitterstoffdrogen sollten etwa eine halbe
Stunde vor einer Mahlzeit eingenommen werden, so
können sie am besten ihre Wirkung entfalten.

→ **Appetitlosigkeit,**
→ **Gallenbeschwerden,**
→ **Verdauungsschwäche**

Lateinische Heilmittelnamen

Aesculus hippocastanum: Roßkastanie
Allium sativum: Knoblauch
Apisinum: Bienengift
Arctostaphylos uva-ursi: Bärentraube
Arnica montana: Arnika
Artemisia absinthium: Wermut

Betula pendula: Birke

Calendula officinalis: Ringelblume
Carum carvi: Kümmel
Chelidonium majus: Schöllkraut
Cimicifuga racemosa: Traubensilberkerze
Cinnamomum camphora: Kampferbaum
Cnicus benedictus: Benediktenkraut
Crataegus laevigata: Weißdorn
Curcubita pepo: Kürbis
Cynara scolymus Artischocke

Echinacea purpurea: roter Sonnenhut
Eleutherococcus senticosus: Eleuterokokkus
Eucalyptus globulus: Eukalyptus

Faex medicinalis: Hefen
Fagopyrum exculentum: Buchweizen
Foeniculum vulgare: Fenchel

Gelée royale: Bienenköniginnenmuttersaft
Gentiana lutea: Enzian
Ginkgo biloba: Ginkgobaum

Hamamelis virginiana: Virginischer Zauberstrauch
Harpagophytum procumbens: Teufelskralle
Hedera helix: Efeu

Humulus lupus: Hopfen
Hypericum perforatum: Johanniskraut

Juniperus communis: Wacholder

Matricaria chamomilla: Kamille
Melissa officinalis: Melisse
Mentha piperita: Pfefferminze
Menyanthes trifoliata Bitterklee

Panax ginseng: Ginseng
Pimpinella anisum: Anis
Pinus mugo: Kiefer
Piper methysticum: Kava-Kava
Propolis: Bienenharz

Rosmarinus officinalis: Rosmarin

Salvia officinalis: Salbei
Serenoa repens: Sägepalme
Silybum marianum: Mariendistel
Solanum dulcamara: Bittersüß
Solidago virgaurea: Goldrute
Symphytum officinale: Beinwell

Taraxacum officinale: Löwenzahn
Thymus vulgaris: Thymian
Tilia cordata: Linde

Urtica dioica: Brennessel

Valeriana officinalis: Baldrian
Viscum album: Mistel
Vitex agnus castus: Mönchspfeffer

Zingiber officinale: Ingwer

Bücher, die weiterhelfen

Büring, Malte; *Naturheilkunde, Grundlagen, Anwendungen, Ziele*; C. H. Beck'sche Verlagsbuchhandlung, München

Gesundheit; *Der neue große Familien-Ratgeber*; Gräfe und Unzer, München

Minker, Margaret und Scholz, Renate; *Naturheilverweisen, Vorbeugen – Helfen – Heilen*; Mosaik Verlag, München

Pahlow, Mannfried; *Das Große Buch der Heilpflanzen*; Gräfe und Unzer, München

Podlech, Dieter; *Naturführer Heilpflanzen*; Gräfe und Unzer, München

Ullmann, Marcela, Dr.; *Heilpflanzen, Die große Hausapotheke*; Gondrom Verlag, Bindlach

Adressen, die weiterhelfen

Deutschland

Ärztegesellschaft für Erfahrungsheilkunde e.V.
Postfach 10 28 40
69018 Heidelberg

Ärztegesellschaft für Naturheilverfahren
(Patienteninformation für Naturheilkunde)
Genter Straße 63
13353 Berlin

Ärztliche Gesellschaft zur Förderung von
Naturheilverfahren
Abbestraße 13
10587 Berlin

Ärztlicher Arbeitskreis Heilfasten e.V.
Wilhelm-Beck-Straße 27
88662 Überlingen

AK Naturheilverfahren
GeMUT e.V.
Uferstraße 4
35037 Marburg

Aktion für Biologische Medizin e.V.
Vereinigung für Gesundheit und Umwelt
Friedenstraße 101
75173 Pforzheim

Arbeitsgruppe für Traditionelle Medizin und
Naturheilverfahren
Medizinische Klinik I mit Poliklinik
Krankenhausstraße 12
8520 Erlangen

Bundesverband der naturheilkundlich tätigen
Zahnärzte in Deutschland e.V.
Mühlenweg 1–3
50996 Köln

Deutsche Gesellschaft für Gesundheitsvorsorge e.V.
(DGG)
Driescher Hecke 19
51375 Leverkusen

Deutsche phytomedizinische Gesellschaft e.V.
Essenheimer Straße 144
55128 Mainz

Fachakademie für ganzheitliche Medizin
Bahnhofstraße 3
07993 Greiz

Forum Essenzia, gemeinnütziger Verein für
Förderung, Schutz und Verbreitung der Aromatherapie
und Aromapflege e.V.
Panoramastraße 17
87477 Sulzberg-Moosbach

Gemeinschaft Naturheilkunde & Psychologie
Unterortstraße 16
65760 Eschborn

Gesellschaft anthroposophischer Ärzte in
Deutschland e.V.
Trossinger Straße 53
70619 Stuttgart

Gesellschaft für Arzneipflanzenforschung e.V.
c/o Institut für pharmazeutische Biologie der
Universität Regensburg
Universitätsstraße 31
93053 Regensburg

Gesellschaft für biologische Krebsabwehr e.V.
Hauptstraße 44
69117 Heidelberg
Tel. 06221/13 80 20

Gesellschaft für Naturheilkunde Deutschland e.V.
Postfach 40 20 27
80720 München

Gesellschaft für Phytotherapie e.V.
Siebengebirgsallee 24
50939 Köln

Gesellschaft zur Förderung der Ganzheitsmedizin e.V.
Zeißstraße 63
30519 Hannover

Gesellschaft zur Förderung der Ganzheitsmedizin
und Klassischen Diätetik e. V.
Volkartstraße 70 b
80636 München

Gesellschaft zur Fort- und Weiterbildung in
Naturheilverfahren
Keplerstraße 13
93047 Regensburg

Hufelandgesellschaft für Gesamtmedizin e. V.
Vereinigung der Ärztegesellschaften für
biologische Medizin
Ortenaustraße 10
76199 Karlsruhe

Institut zur Erforschung von Behandlungsverfahren
mit natürlichen Heilmitteln e. V.
Paracelsusstraße 1
94072 Bad Füssing

Internationale Gesellschaft für biologische Medizin
Postfach 115
76481 Baden-Baden

Internationale Gesellschaft für Homotoxikologie und
antihomotoxologische Therapie e. V.
Postfach 504
76483 Baden-Baden

Kneippärztebund e.V.
Postfach 1436
86817 Bad Wörishofen

Kneipp-Bund
Adolf-Scholz-Allee 6 · 86825 Bad Wörishofen
Tel. 08247/3 00 20

Migräne-Liga e. V.
Westerwaldstraße 1
65462 Ginsheim-Gustavsburg

Natur und Medizin
Fördergemeinschaft für Erfahrungsheilkunde e. V.
Am Michaelshof 6
53177 Bonn

Naturheilbund (Prießnitz-Bund) e. V.
Kreuzbergstraße 45
74564 Crailsheim

Niedersächsische Akademie für Homöopathie und
Naturheilverfahren
Blumläger Kirchweg 1
29221 Celle

Zentralverband der Ärzte für Naturheilverfahren
Alfredstraße 21
72250 Freudenstadt

Schweiz

Schweizerische Ärztegesellschaft für
Erfahrungsmedizin – Patienteninformationsstelle
In der Ey 39
CH 8047 Zürich

Österreich

Internationale Akademie für Ganzheitsmedizin
Kurbachstr. 8
A 1108 Wien

Register

fettgedruckte Seitenangaben
verweisen auf eigene
Abschnitte zum jeweiligen
Stichwort

© 1998 Gräfe und Unzer Verlag GmbH, München
Alle Rechte vorbehalten. Nachdruck, auch auszugsweise, sowie
Verbreitung durch Film, Funk, Fernsehen, durch fotomechani-
sche Wiedergabe, Tonträger und Datenverarbeitungssysteme
jeder Art nur mit schriftlicher Genehmigung des Verlages.

Redaktion und Lektorat: Friedrich Bohlmann
Gestaltung: Horst Moser
Produktion: Claudia Zobel
Fotos: Thomas v. Salomon U 1 / U 4;
Hans Reinhard U 4; Gudrun Kaiser U 4
Satz: Filmsatz Schröter GmbH, München
Druck und Bindung: Ludwig Auer GmbH
ISBN 3-7742-4167-8

Aufl. 5. 4. 3. 2. 1.
Jahr 02 01 00 99 98